中医师承学堂
一所没有围墙的大学

中医火神派名家之『华山论剑』

FUYANGLUNTAN

卢崇汉　主编
刘力红
孙永章　执行主编

扶阳论坛

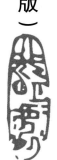

④

（第二版）

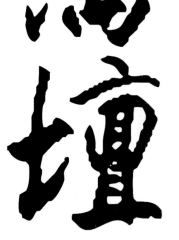

全国百佳图书出版单位
中国中医药出版社
·北京·

图书在版编目（CIP）数据

扶阳论坛 . 4 / 卢崇汉主编 . —2 版 . —北京：
中国中医药出版社，2023.12
（中医师承学堂）
ISBN 978-7-5132-8504-9

Ⅰ . ①扶… Ⅱ . ①卢… Ⅲ . ①中国医药学—文集
Ⅳ . ① R2-53

中国国家版本馆 CIP 数据核字（2023）第 201803 号

中国中医药出版社出版

北京经济技术开发区科创十三街 31 号院二区 8 号楼
邮政编码　100176
传真　010-64405721
河北省武强县画业有限责任公司印刷
各地新华书店经销

开本 787×1092　1/16　印张 12　彩插 0.75　字数 207 千字
2023 年 12 月第 2 版　2023 年 12 月第 1 次印刷
书号　ISBN 978 - 7 - 5132 - 8504 - 9

定价　58.00 元
网址　www.cptcm.com

服 务 热 线　010-64405510
购 书 热 线　010-89535836
维 权 打 假　010-64405753

微信服务号　zgzyycbs
微商城网址　https://kdt.im/LIdUGr
官 方 微 博　http://e.weibo.com/cptcm
天猫旗舰店网址　https://zgzyycbs.tmall.com

如有印装质量问题请与本社出版部联系（010-64405510）
版权专有　侵权必究

《扶阳论坛4（第二版）》编委会

主　　编　卢崇汉

执行主编　刘力红　孙永章

副 主 编　张雨轩　柴立民

编　　委　诺娜·弗兰格林　杨志敏　龙　梅　吴文迪

　　　　　　高允旺　刘法洲　朱雄心　苏勉诚　闫　铮

　　　　　　庄乾竹　康　宁　卓同年　赵　军　王长松

　　　　　　贾雪晴　梁克玮　王仰宗　余天泰　尹春良

　　　　　　胡晓灵　刘　涛　刘雪梅　彭仲杰　余大鹏

　　　　　　孙　洁　胡木明　李太泉　朱立信

首届国际扶阳论坛暨第四届扶阳论坛组委会

组委会主席	卢崇汉　刘力红
组委会成员	张雨轩　吴荣祖　兰青山　李　里
	李　可　朱　勇　梁　伟　湛龙华
	孙　鸿　张存悌　三七生　孔乐凯
	杜少辉　杨其文　彭　鹏　李成林
	赵　琳　黄　靖　卓同年　葛一明
	王长松　胡木明　王仰宗　孙　洁
	高允旺　梁克玮
办公室主任	孙永章

扶阳之火，照耀中医师承之路

——我们为什么推出《扶阳论坛》系列图书

随着《扶阳讲记》《扶阳论坛》《扶阳论坛2》《扶阳论坛3》系列图书的出版，我们和全国广大中医同仁们一起见证了"扶阳学派"从一枝独秀到百花齐放的全过程。扶阳学派作为中医各家学说中具有独到理论、临床实效的学说，已经受到越来越多中医同仁的关注、喜爱。

扶阳学派，也为中医教育和传承开辟了一条新路。传统的师承教育，往往是"手把手""一对一"，一位名老中医，通常只能培育十多位骨干弟子，而没有精力亲自培养上百、上千名嫡传弟子。而扶阳学派则打破传统师承受教范围过窄的流弊，通过"系列图书－年度论坛"的开放方式，让千名、万名医界读者直接受益。特别是近年来每年一度的学术论坛，由扶阳大家亲临论坛，讲解临床体悟，解答听众疑问。卢崇汉、李可、吴荣祖、刘力红、冯世纶、张存悌、倪海厦等中医临床名家汇聚一堂，言传身教，堪称中医师承的年度盛会。

《扶阳论坛》系列图书"完全现场实录"的鲜明特色，让无暇参会的广大中医同仁、中医爱好者也能够感受完整真实的"实录现场"。

当然，正因为《扶阳论坛》系列图书"完全现场实录"的鲜明特色，书中不可避免地存在表述不够严谨之处。同时，既然名为"论坛"，也必然存在每位主讲人的观点会引起仁者见仁、智者见智的争鸣。我社本着开放、包容的态度来出版这些图书，目的也是为了贯彻"百家争鸣，百花齐放"方针，促进学术的争鸣与发展，倡导"畅所欲言、愈辩愈明"的学术传教新风尚。衷心希望读者提出宝贵意见。

中国中医药出版社

2012年11月

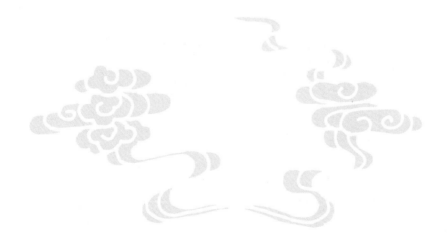

扶阳论坛宗旨

上承经旨　中启百家　下契当代　力倡扶阳

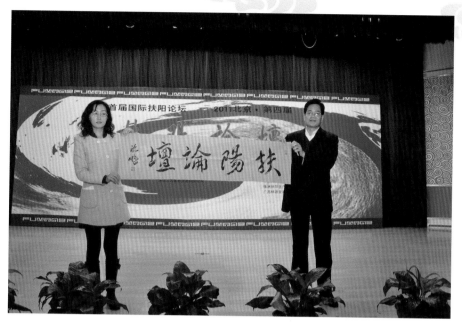

▲会务人员展示中国书法家协会名誉主席、著名书法家沈鹏为扶阳论坛的题词

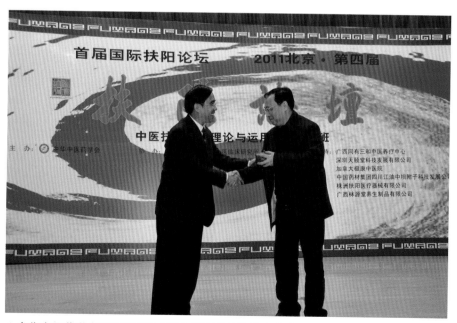

▲中华中医药学会曹正逵副秘书长向第四代扶阳传人卢崇汉教授赠送国医大师款紫砂壶

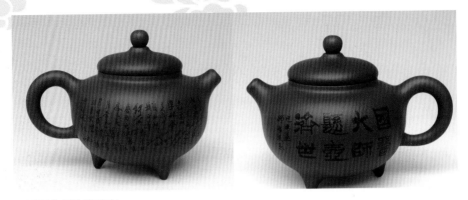

▲国医大师款紫砂壶

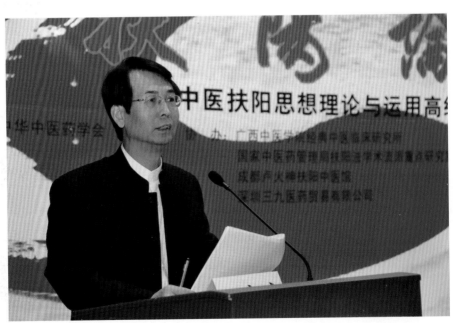

▲中华中医药学会国际部孙永章主任主持第四届扶阳论坛开幕式

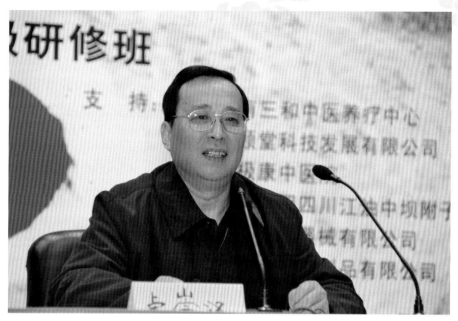

▲卢崇汉老师在做报告

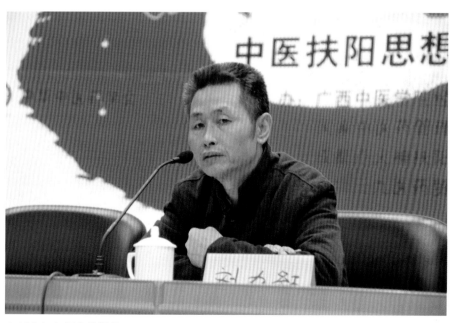

▲刘力红老师在做报告

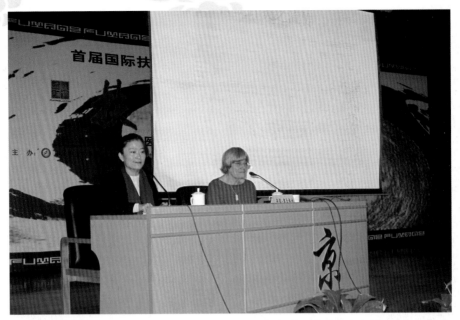

▲英国五行针灸专家诺娜·弗兰格林女士（右）在做报告，瞿艳（左）担任中文翻译

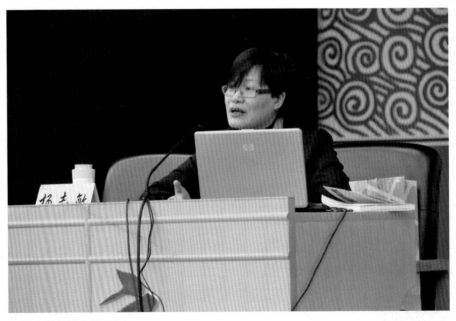

▲杨志敏教授在做报告

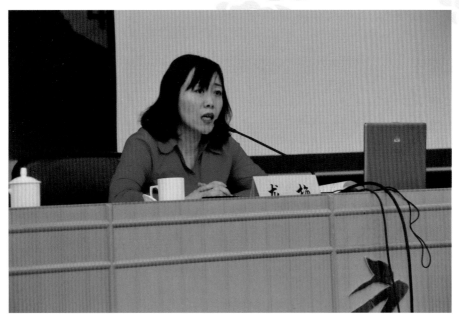

▲龙梅女士在做报告

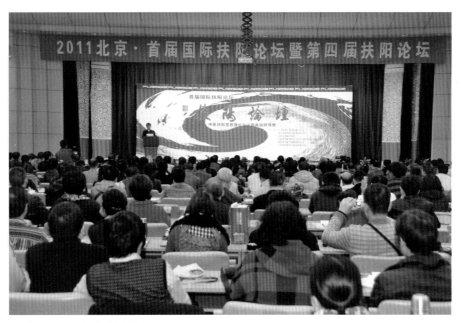

▲近 500 人的会场座无虚席

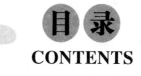

目 录
CONTENTS

开幕式节选

孙永章（主持人）：各位领导，各位专家，各位代表，大家上午好。由中华中医药学会主办，广西中医学院（2012年更名为广西中医药大学）经典中医临床研究所、国家中医药管理局扶阳法学术流派重点研究室、成都卢火神扶阳中医馆、深圳三九医药贸易有限公司协办，广西同有三和中医养疗中心、深圳天颐堂科技发展有限公司、加拿大极康中医院、中国药材集团四川江油中坝附子科技发展公司、株洲扶阳医疗器械有限公司、广西林源堂养生制品有限公司提供支持的首届国际扶阳论坛暨第四届扶阳论坛，今天在北京隆重召开，首先请允许我代表中华中医药学会国际部向论坛的召开表示热烈祝贺，向前来参加本次论坛的各位领导、专家、代表表示热烈的欢迎，同时向对本次大会提供支持的协办单位、支持单位，以及远道而来的各位讲课专家表示衷心的感谢。

学术流派是医学理论产生的土壤和发展的动力，尤其是医学理论传播及人才培养的摇篮，在中医学历史发展过程中，涌现出一批著名医家，在学术上独树一帜，形成了不同的学术流派，如金元四大家中朱丹溪的滋阴派、李东垣的补土派、张子和的攻下派、刘元素的寒凉派，等等。学术流派为中医的学术发展做出了重大贡献而流传至今。扶阳学派在当代的兴盛是社会发展的需要，是中医学术发展的需要，是中医临床的需要，它既是中医经典的传承，又是中医经典在当代的发展，扶阳学派是从医圣张仲景理念中演变和发展起来的，并赋予其新的观点而成立的，以其旺盛的生命力传播至今。现在社会生活节奏的加快以及生活方式的改变，容易导致人体阳气的损伤，因此，在当代开展对扶阳学派的理论研究，具有重大的现实意义，在国家中医药管理局和中国科协等部门的大力支持下，由扶阳学派传人卢崇汉教授、刘力红教授、吴荣祖教授、张雨轩先生等共同发起举办了扶阳论坛，前三届论坛都引起强烈反响，扶阳论坛的举办为广大中医药工作者深入学习经典中医药知识提供了难得的机会，为提高中医临床疗效提供了明确的理论指导，为人们掌握大医精诚的中医思维模式提供了登堂入室的捷径，同时为学会打造精品学术会议，提高学术交流效果，增强学会的凝聚力和吸引力，也起到了重要的作用。

扶阳论坛的举办，也为满足人们对中医药的服务需求发挥了积极的作用，产生了良好的社会效益，我们希望通过扶阳论坛的举办，推动中医药学术流派的研究与传承，带动中医药学术发展，促进扶阳相关产品开发，形成当代产业、学术、临床、科研齐头并进的良好开端。本次大会还获得了《健康报》《中国中医药报》等新闻媒体的大力支持，在此一并表示衷心感谢。

下面请允许我介绍今天出席大会的领导和专家，国家中医药管理局人事教育司巡视员兼副司长洪净女士，中华中医药学会曹正逵副秘书长，中华中医药学会学术顾问温长路教授，扶阳派第四代传人、成都中医药大学卢崇汉教授，中华中医药学会理事、广西中医学院经典中医临床研究所刘力红博士，特邀英国针灸专家诺娜·弗兰格林博士，荷兰中医药专家龙梅女士，著名中医文化传播学者、北京中医药大学曲黎敏教授，中国药材集团副总经理杨清江先生，深圳三九贸易有限公司吴杰总监，世界华人协会总干事张雨轩先生，株洲医疗器械有限公司总经理胡木明先生，广西林源堂养生制品有限公司湛龙华先生，让我们再次以热烈的掌声对他们的光临和支持表示热烈的欢迎。

我们本次扶阳论坛的举办，也得到了不少业界学术媒体的大力支持，在此让我们一并表示衷心的感谢。下面我们首先邀请中华中医药学会曹正逵副秘书长致开幕词。

曹正逵：尊敬的洪司长，尊敬的各位专家、各位来宾、各位朋友，大家上午好！我今天站在这里非常高兴也非常振奋，来自国内的这么多专家齐聚一堂，我们还特别请来了在国外非常知名的中医药专家学者，在这里请允许我代表中华中医药学会对会议的召开表示热烈的祝贺，也借此机会对来自国内的各位学者、专家朋友，表示热烈的欢迎。当然这次会议也得到了各个方面的大力支持，特别是我们国家中医药管理局的洪司长，还有其他协办单位和支持单位的朋友们，我也代表中华中医药学会向他们表示崇高的敬意。中医药学是中华传统文化的重要组成部分，几千年来它为中华民族的发展昌盛做出了卓越的贡献，时至今日，也开始为世界人类的进步和世界人民寿命的提高做贡献。这一点也得到了世界人民的认可。这些年在国家的大力支持之下，中医药经过了快速的发展，正在成为引导人民健康水平提高非常重要的一种手段，而学术流派是中医药非常重要的一个学术特色，它有明显的地域性，有有效的传播性，有独特的人文体系的优势，同时有非常好的疗效。

学术流派在中医药学术发展方面非常重要，这些年来，国家中医药管理局和中华中医药学会对这些学术团体大力支持和高度重视，中管局也专门设立了一些课题来进行研究，对于学术流派的发展和促进发挥了非常重要的作用。今天我们在这里召开扶阳论坛，就是我们对扶阳学派的一个重要的学习和研讨。大家都知道，扶阳学派是我们四川邛崃人郑钦安先生创立的，一百多年以来，扶阳学派的传人中有许多知名的专家，在临床方面发挥了很重要的作用，卢崇汉教授和刘力红教授是我们当今扶阳学派的代表人物，他们还有专题报告，这是我们这次大会非常荣幸的一件事情，也是我们各位参会的代表们非常高兴的一件事情，相信他们的报告还有其他专家的报告会使大家颇有收获。

我们中华中医药学会这些年一直致力于中医学术的发展，特别是在学术流派这一块，我们也做了不少的努力，不仅是今天，在今后我们也要做这方面的工作，我希望扶阳学派以及其他的学派都有发展，我们将会为提供更好的平台做出我们应有的努力。最近十七届六中全会刚好召开，十七届六中全会对中华文化的坚持和发展，为建设中华民族的精神家园指明了方向，中医药学也是弘扬文化的一个重点，是传播民族优秀文化的重要组成部分。在这种大的背景下，在我们认识中华民族传统文化的同时，也应该深刻地理解我们中医药传统文化的科学内涵和它存在的价值，同时我们更应该有一种中华文化的自信，中医药文化的自信，中医药文化就在推动我们中医药学术的发展，促进我们社会的发展，这一点我想各位应该有一个共识，我们大家应该携起手来，重视中医药传统文化的发展，重视学术的发展，促进中医药事业、中医药学术在我们国内更好地发展，也在中医药不断走向世界的过程当中，做出我们应有的贡献。相信我们这次论坛将会在扶阳学术的研究方面，树立一个典范，也取得很大的成果，也成为我们中华中医药学会以及我们中医药学术发展的一个示范和推动，最后预祝大会圆满成功，也祝各位代表专家健康愉快，谢谢。

孙永章：谢谢曹副秘书长，下面我们以热烈的掌声欢迎扶阳派第四代传人卢崇汉先生讲话。

卢崇汉：尊敬的各位领导、各位代表大家好！首先祝贺首届国际扶阳论坛暨第四届扶阳论坛开幕，首先我要祝贺这次论坛顺利举办，感谢国家中医药管理局给予的关心支持，感谢中华中医药学会的各位领导以及各级部委对这一次论坛的举办付出的努力。我估算一下今天会场可能有500人左右，大家能够热情地来参会，并且包括荷兰、加拿大、美国、印度、新加坡，以及中国台湾的一些代表。来了这么多国际中医领域的专家，首先我感到很高兴，这说明我们通过传播扶阳，使扶阳的思想或扶阳的理念越来越多地被大家接受或认同，我们通过一届一届的扶阳论坛举办，通过来参会的各位同行去传播扶阳的思想，这些年就越来越棒，也影响了整个中医界。

所以举办扶阳论坛对中医扶阳思想的广泛传播有重要作用，对于中医的真正团结起到了积极的促进作用，最后我祝首届国际扶阳论坛暨第四届扶阳论坛圆满成功，谢谢。

孙永章：好，谢谢卢老师。经过筹委会的积极努力，我们这届扶阳论坛得到了一件非常重要的宝贝，第四届中国书法家协会主席、第五届和第六届中国书法家协会名誉主席沈鹏先生专门为我们扶阳论坛题词，下面请我们的工作人员把沈鹏先生为本次会议的题词展示给大家。

2009年，国家人事部、国家卫生部、国家中医药管理局，两部一局共同举办了30位国医大师的评选活动，中华中医药学会作为这个重要历史时刻的承办单位，特别为30位国医大师设计制作了限量版的紫砂壶。负责我们这个活动策划和推广的就是我们中华中医药学会的优秀志愿者王天明先生，多年来他用摄像、摄影等媒体的手段，自费跟踪宣传中医药，下面我们有请王天明先生介绍一下国医大师款紫砂壶的设计和制作。

王天明：非常荣幸能够作为一个中医药志愿者站在这里，我原来做了15年的电视记者，从地方台到中央电视台《经济半小时》，2003年我自费调查民间中医药治疗艾滋病，并且在河南艾滋病地区亲自向国家领导汇报了民间中医药有效治疗艾滋病的情况，受到了国家的重视，此后国家推出了中医药治疗艾滋病计划。

可能今天进场的时候很多人看到了国医大师款紫砂壶的宣传页，这个策划实际上是来自孙主任的灵感，我这个志愿者把这个灵感变成了现实。我找到一些资金，得到了这些年一直支持我、帮助我自费调查民间中医中药的恒信控股集团董事长刘忠信的支持，为每一位国医大师赠送一把高端紫砂壶，首次把紫砂、中医药、中国书法三宝合一，我们请了紫砂大师亲自设计监制，他的女儿女婿亲自制作，请著名的书法家邹德忠题名和题字"国医大师悬壶济世"，这个壶的背面有30位国医大师联合签名，很遗憾的是30位国医大师已经有7位陆续仙逝，在2009年表彰30位国医大师前夕，由卫生部副部长、国家中医药管理局局长王国强亲自向当时到场的每位国医大师赠送一把国医大师款紫砂壶。

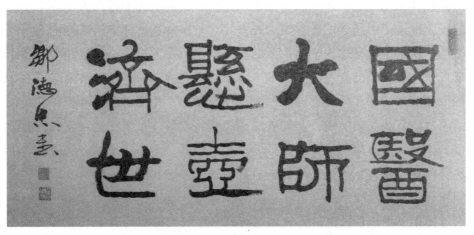

国医大师款紫砂壶正面著名书法家邹德忠的题字

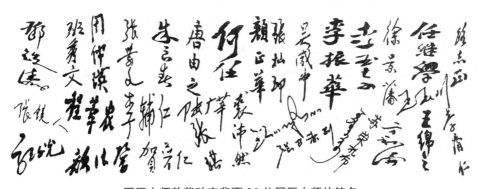

国医大师款紫砂壶背面30位国医大师的签名

孙永章：每一次论坛我都想给各位老师留下一个礼物，这一次我们就特别为卢崇汉老师准备了这把国医大师款紫砂壶。这把紫砂壶承载了中医药文化传承的意义，下面我们就邀请中华中医药学会曹正逵副秘书长，向第四代扶阳传人卢崇汉教授赠送国医大师款紫砂壶。

王国强副部长，也是中华中医药学会会长，本来是要参加本次会议的，因为紧急公务不能到场，特别写来了对本次大会的贺词，下面就请我们国际部的闫铮同志宣读一下中华中医药学会会长、卫生部副部长兼国家中医药管理局局长王国强的贺词，大家欢迎。

闫铮：下面我宣读王部长的贺信：值此首届国际扶阳论坛暨第四届扶阳论坛召开之际，我谨代表国家中医药管理局向论坛表示热烈的祝贺。中医学术流派是推动中医药社会发展的重要力量，挖掘整理继承各流派的学术思想和流派经验，并加以研究推广和创新，是培养中医药人才的重要途径，是促进中医药学术传承的重要内容，是保持和发挥中医药特色的重要方面。扶阳学派是中医学术流派的一朵奇葩，在大量的临床实践中，逐步形成了一套独特的理论，积累了丰富的临床经验，确立了一系列防病治病的原则、方法和具体纲要，为中医药发展做出了重要贡献。希望各位同仁以本次论坛为契机，进一步解放思想，开拓创新，希望挖掘和整理扶阳学派的医学文献，加强临床实践，促进人才培养，为中医学术流派传承和中医药事业发展做出新的、更大的贡献。王国强，2011年11月10日。宣读完毕，谢谢。

孙永章：开幕式最后，我们邀请国家中医药管理局人事教育司巡视员兼副司长洪净女士讲话。

洪净：尊敬的曹副秘书长，尊敬的卢教授、刘教授，各位专家，各位代表，大家上午好！很高兴今天能参加由中华中医药学会举办的首届国际扶阳论坛暨第四届扶阳论坛，首先请允许我代表国家中医药管理局人事教育司向论坛的召开表示热烈的祝贺，向前来参加本次论坛研修班的各位专家和代表表示热烈的欢迎。

各位代表，中医药，还有民族医药是我国各族人民在几千年生产生活实践与疾病斗争中逐步形成并不断丰富发展的医学科学，相继问世的《黄帝内经》《伤寒杂病论》和《神农本草经》等医学典籍，系统阐述了人体生理病理、疾病的诊断治疗和预防，以及临床用药等实践活动，标志着中医药已经从简单的临床经验积累升华到系统的理论总结，基本形成了中医学的理论体系，在随后的长期发展过程中，中医药不断吸收和融合各个时期先进的科学技术和人文思想，不断创新发展，医学体系日趋完善，技术方法更加丰富，为中华民族的繁荣昌盛做出了重要贡献。

时至今日，中医药作为具有我国医学特色的重要医药卫生资源，与西医药互相补充，互相促进，协调发展，共同担负着维护人类健康的任务，已成为我国医疗卫生事业的重要特征和显著优势。当前中医药事业正面临着前所未有的发展机遇，国家高度重视中医药工作，做出了一系列重要部署，强调要在深化医药卫生体制改革和维护人民健康中充分发挥中医药的作用。2009 年，国务院出台了《关于扶持和促进中医药事业发展的若干意见》，提出了推进中医药医疗保健、科研、教育、产业、文化以及对外交流与合作全面发展的思路，为建设具有中国特色的医药卫生体制和中医药在新时期、新阶段的科学发展指明了方向。很多地方政府进一步加强了对中医药工作的领导和体制机制建设，出台了加快发展中医药的政策措施，加大了对中医药的投入，为中医药事业的发展营造良好的环境，广大人民群众信中医，用中药，对中医药服务的需求日益增长，中医药也得到了越来越多国家和地区民众的欢迎，中医药走向世界的步伐明显加快，特别是随着健康观念的变化和医学模式的转变，中医药越来越显示出独特的优势和旺盛的生命力。

各位代表，中医药学术的发展是伴随着不同学术流派的形成、完善和传承不断发展的，中医药学博大精深，阴阳学说又是中医药学的核心理念，中医理论习惯通过阴阳之间的辩证关系来评判具体的健康状况。扶阳学派作为中医学术流派的重要一支，其思想理论的精髓就在于强调阳主阴从的关系，认为阳气是具体生命活动的原动力，几百年来，在大量的中医理论和临床探索实践中，扶阳思想得到了很好的传承和发展，逐步发展形成了一套独到的理论体系和临床经验，确立了一系列的防病治病原则方法和具体纲要，为中医药的繁荣发展做出了卓越的贡献。为此，国家中医药管理局在广西中医学院设立了以扶阳思想为核心的钦安卢氏医学学术流派传承工作室，以推动扶阳学派的传承和发展。

本次论坛以中医扶阳思想理论与医学为主体，以会代训，举办相关的学术研讨及培训活动，对于扶阳学派的流派传承和人才培养具有十分重要的意义。在此，希望各位专家和各位代表加强沟通交流，共同推进中医扶阳思想理论的传承和创新，希望各位学员珍惜这次难得的学习机会，认真倾听，潜心学习，努力思考，积极参与，力争学有所悟，学有所用，学有所成。最后预祝论坛圆满成功，祝各位代表身体健康，谢谢。

孙永章：谢谢洪司长，我们扶阳论坛的宗旨是"上承经旨，中启百家，下契当代，力倡扶阳"，在座的每一位代表，都肩负着传承中医、发展中医的使命，让我们携起手来为中医药事业发展共同努力！开幕式到此结束，谢谢各位。

卢氏桂枝法和四逆法是人生归根复命之法

卢崇汉

孙永章：今天上午邀请刘力红博士主持会议，卢崇汉老师做特别演讲，大家以热烈的掌声欢迎两位。

刘力红：尊敬的各位领导、各位专家、各位前辈、各位同道，大家上午好，很荣幸大会派我来做主持人，卢师大家已经非常非常熟悉了。刚刚开幕式的时候，孙主任介绍了扶阳学派的渊源，扶阳学派诞生于清末郑钦安，从郑钦安就到了卢师祖父卢铸之这里，卢师实际上是同时接受他祖辈、父辈还有他大伯父卢永定的教导和熏陶。卢师在19岁的时候就有"小火神"的称号，扶阳学派在民间又被誉为"火神派"。从19岁到现在，他对扶阳这一派的创建和发展做出了非常大的贡献，下午我还会专门谈到这个问题，为了节省时间，我就不再多介绍卢师。大家现在以热烈的掌声恭请卢师来给我们做报告。

卢崇汉：我只能讲四川成都话，我稍微讲慢一点。今天看到这么多同行来参加这个会，心里面确实很高兴，这让我想起去年受日本中医药学会的邀请在日本的几个城市做的几场学术讲座。日本中医药学会请我到日本讲学，开始我没有答应，因为在抗日战争时期，我的家被日本飞机炸毁了，损失惨重。但他们连续派人到成都来找我三次，盛情难却，后来我答应去了。到日本一看，来的听众大多数都与我的年龄差不多，还有很多比我年纪大，70岁以上要占50%以上，我当时很吃惊。来参会这些医生，他们都只叫医师，虽然他们是医科大学的教授，是医学博士，但是他们都只有一个称呼就是医师，这么多日本的医师、医学博士、医学教授，有很多都是在日本很有名的，他们从不同的城市赶过来，有从东京赶过来的，有从长崎、横滨、名古屋等其他城市赶过来的。

他们为什么要来参加这个学术讲座？原来他们对扶阳的关注已经很久了，从《扶阳讲记》出版，他们得到《扶阳讲记》这本书开始，他们就开始在研究扶阳，并且成立了很多沙龙，有《扶阳讲记》沙龙，有扶阳沙龙，等等。有几个地方我都去参观了，他们搞了很多小型的研讨机构，比如神户的20几个中医为了要对扶阳进行研究，他们把《扶阳讲记》和我在第一届扶阳论坛以及第二届扶阳论坛的讲座全部翻译成日文，并且他们中医药学会的会长告诉我，他们在对医师的考核中，已经把扶阳的思想纳入了考核的内容。说明他们已经完全接受了卢氏所倡导的扶阳思想和理念。并且他们提出来的一些问题很深刻，当然，我给他们做了答疑，给他们指导，他们表示非常感谢。

再一方面，日本中医药学会请我到日本就希望我能够在讲座现场为他们具体讲解几个疑难病例。他们中医药学会选了一些病人，这些病人都是他们的医师在治疗上通过各种方法效果不好，他们好像也用到扶阳的方法，但是也没有明显的好转。那么他们就把这些病人带到大会上，我通过望闻问切，给这些病人进行了辨证分析，然后处方。对每一例病人都在大会上进行了讲解，包括伊藤良先生，他是日本中医药学会的会长，他是一位肾脏病病人，我就把他来作为例子，因为他也希望我给他看病。我在日本共九天，第一天就看，第五天就有了回应，就是用了扶阳的这些方法，效果出来了，下一步怎么用？我从大阪到神户，从神户到京都又到东京，沿途都给他们进行指导。

我看今天来参会的很多人年龄也不轻了，有的跟我差不多，有的可能比我还年长一些，这说明什么，说明在我们中医界里面，大家对扶阳的这种认识进一步增强了。但怎样才能增强呢，这就要靠临床的效果，如果没有这种效果，就不会出现今天这样的盛况。我经常收到全国各地的一些读者来信，前几天都还收到一封写了二十多页的信，写得还是挺好的，他就讲怎么学习扶阳的思想，他虽然也行医二十多年，但临床效果并不理想，自从读了《扶阳讲记》以后，回过头来又去学习经典的东西，反过来再对扶阳的理念进行学习，最后在临床上疗效确实大有提高。

以前我在扶阳论坛上，提到了在对疾病的认识上始终要抓住两个问题，一个问题就是抓住太阳，再一个问题就是要抓住少阴，这两个问题很关键。为什么要抓住太阳呢？这一点历代的中医学者们都已研究得很深，因为太阳经是我们抵御外邪的第一道屏障，所有的外邪，特别是风寒邪气，都会从外侵犯，波及太阳，一旦波及太阳，就会出现很多变化。但最严重的变化就是入少阴，一旦邪入少阴，就会导致我们从一般的阳证转变成了阴证，治疗相对就要难了，不容易治疗了。

我从事中医几十年，从郑钦安到我祖父卢铸之，再到我大伯父卢永定，他们没有明确地提出桂枝法、四逆法。我到20世纪70年代初，通过对家里面保存的病案进行整理，也包括我在临床上的病例，就发现一个问题，可以说无论什么疾病，到我们的手上基本上都是采取这样的方法来进行治疗的。看起来是用了桂枝汤的加减，但又不完全是；看起来是用了四逆汤加减，其实也不是。所以，20世纪70年代，我在南京的一个学术讲座上，就谈到了这个问题，但当时我还没有深刻地认识和总结出来。那个时候我接近三十岁，后来一步一步地认识到这个问题，我就提出了卢氏的桂枝法、四逆法。使用桂枝法实际上很简单，比如桂枝汤有五种药，有桂枝、芍药、炙甘草、大枣、生姜，那么桂枝法呢，我分析了我们用的一千多个方子，这些方子里基本都有桂枝，有苍术，或者是白术，有陈皮，有法半夏，有茯苓、炙甘草，有生姜，并且所涉及的病相当多，不是单纯的外感，内伤也占很大比例。

当然在这些方里面有其他一些方药，这就要根据病者当时的情况，根据他当时的证来进行处方。我多次讲过，包括我在给中医学院的学生讲课的时候，我也讲，你现在是一个学生，以后当一位中医，你如果能够把张仲景的桂枝汤融会贯通，你就可能会解决临床上你遇到病人中的60%、70%，但同学们往往不完全相信。但事实上是不是这样呢？如果能够很好地理解桂枝汤，确实是这样的。对桂枝汤机理的研究太多了，各家说法都有，甚至有研究桂枝汤的著述。我们把桂枝汤演变成了桂枝法，这个使用范围就更大了。所谓研究桂枝汤，就是研究桂枝汤的变化，但是对桂枝汤的一些变化的研究还是有局限，无外乎就是20多个方。在张仲景的《伤寒杂病论》里面，有桂枝的接近70个方，但是还不广泛。那么我讲的是如果你用桂枝法，你可以演变成几百个方，甚至上千个方出来。但是桂枝法所用的药物就是那么三四十种，打个比方，就像买彩票一样，它就只有三四十个号，你可以演变成好多好多个排列，实际上桂枝法就是这样。桂枝法中，如果有些药物不该选用，你选了，就失败了。

在临床上桂枝法的排列运用有一定的难度，但是通过努力，可以达到很好的境界。对桂枝法的应用，例子很难举，因为它变化太灵活了，在一个环境下，可以有十个人都是同一处方，但是某些情况下，这处方就像只为某人定做，另外一个人就绝对不能吃。但就是这三四十种药物，你大胆地去试用，你会取得比没有用它的状态下好得多的效果。

再一个就是我们谈到的四逆法，这四逆法也是我们天天在用的一个法。四逆汤就附片、干姜、炙甘草这三样，四逆法是在四逆汤的基础上的变化，可以是附片、炙甘草、生姜；可以是附片、白术、砂仁、炙甘草、生姜；可以是附片、苍术、淫羊藿、砂仁、炙甘草、生姜，它们都有附、草、姜。

对四逆法的这种认识，我也是在 20 世纪 70 年代初，我查阅了 3 年的日诊录。那个时候没有电脑，我就是一个又一个地翻阅了上万张处方来研究，发现里面 90% 以上的方子都有这 3 种药，这就有共性了。当时我大伯父卢永定也在，我提出四逆法，他认可我的说法，卢氏很多法都是在四逆汤的基础上得来的，如果没有这 3 种药，也就没有这个法的存在。我们卢氏几代人行医，积累了一百多年的治疗经验，过去 20 世纪 30 年代的、40年代的记得不全，到 50 年代的就很全了，都是这样使用的，当然除了有附片、炙甘草、姜以外，还有很多其他的药，但是这三种药是绝大多数处方的共性。

20 世纪八九十年代，我在中医学院申报扶阳理法方面的科研课题，当然是没批下来，因为当时的环境，国家的科研医疗机构对扶阳还没有认识，我提出扶阳，人家认为这个是异端邪说。

那么为什么我要用这三样药，如果不用这三样，又是什么状态呢？这个状态就不好了，在临床治疗中如果去掉附片、去掉姜，就是没有效果的一张处方。总之，卢氏的处方中，除了扶阳的姜、附、草，其他品种的药用得都不多，但效果却很好。

我从成都中医药大学退休之后就开设了成都卢火神扶阳中医馆，到现在已经快两年了。自从开设了扶阳中医馆以后，我自己去进药，从去年到今年已经快两年了，一共进药的品种有 70 多种，在这 70 多种药里面，当初只进了一公斤或者两公斤药的就占了 30% 左右。这些品种到现在，有些一次也没有用过，有一些可能用了两次或者三次。在这一年多的时间里，我每周看三天门诊，为病人开的一万六千多张处方中，我的用药品种也就是四五十种药，这四五十种药我用了接近两年。你看，你要钻研卢氏医学扶阳的思想，钻研卢氏医学扶阳的理念，卢氏医学扶阳用的药品种比较少，它的用药范围很窄，就像你去买奖票一样，只有这几十个号。

那么你怎样来组合这几十个号，组合这个号的基础是什么？基础就是姜、桂、附，支持这个基础的就是扶阳的思想，就是阳主阴从观。如果你没有阳主阴从观的思想，你扶阳的观念是不牢固的，那么你扶阳的观念就会变化，你就会在辨证上缩手缩脚，特别是在对大症的处理时，你会无所适从。所以只有坚持阳主阴从观，才能牢固你的扶阳思想，你有了这个理念，你才会正确地去组合这个处方。

我收到很多信，接到很多电话，还有很多是到成都来找我的一些同行，他们都很激动，就说他们的疗效提高了，他们也能够治愈过去简直不敢想象的一些病种，感谢扶阳的这种思想让他的医术提高了。

有一个人说得更直白，他说行医将近25年，他也是中医院校的毕业生，不过没有在一个好的工作环境里面，过去虽然也会看病，也治好了一些病。他说自从读了《扶阳讲记》，学习了扶阳的思想和理法后，提高了疗效，现在他也可以治疗一些大症难症了。他说他现在的挂号费都是100块一个，作为一个县一级的中医，在一个县里干中医，他挂号费能挣到100块一个，每天要看30多个号，就很了不起了，所以他很激动。当然他现在已经是在干个体了，因为他这个用法在医院里面不受欢迎，所以他毅然从医院里辞职出来。他说是扶阳救了他，他有退路，他没有生活方面的这种压力了，他还要继续对扶阳的一些法、方进行学习、研究，不知道这位医生这次有没有来参加我们扶阳论坛。

为什么我们刚才谈到四逆法，为什么要用四逆法，四逆法到底是怎么样一个法？这个问题也要回过头来看，郑钦安先生，对我来讲，他就是祖师爷了，是我祖父的老师。郑钦安先生在著述里面就谈到他这个扶阳思想的确立，也是通过几十年的探索，他才得到这种认识，就是认识到阴阳这两者是"合一"的，而我们中医基础的教材中讲阴阳是"对立统一"的两方面。我在中医学院里面是讲中医基础理论的，也讲中医诊断学，说的是阴阳两者的对立统一，钦安谈到是"合一"，而非"统一"，"合一"跟"统一"不一样。那这就涉及一个层面，过去我都没有谈，因为没有一个群体、一个场合，没有一个具体的条件谈到层面，是跟刘力红谈到了层面问题，实际这里谈到的"阴阳合一"，就涉及层面，就是按《老子》所说的"道生一，一生二，二生三，三生万物"，这种层面就是"一"的层面。我觉得我们对中医基本理论的理解很重要，如果你没有一个基本理论支撑，那么你去干中医，最终你可能会医得几个人，医好几个人，但你只是一个医匠，就是个匠人，一定要有理论支撑，你才会在临床上有底气。

所以卢氏在钦安的认识基础上，提出了很多见解，比如，我们提出了"人身立命在于以火立极，治病立法在于以火消阴"，"病在阳者扶阳抑阴，病在阴者用阳化阴"。所以按照这个认识，某些像阴虚的病实际上仍然是阳虚，为什么这样讲呢？这就是从"一"这个层面上来谈这个问题了，是从阴阳合一之道来谈这个问题。如果你抛开了这一点，只谈用阳化阴是无法理解的。

在《内经》里面虽然没有明确地提出来，但是实际上有了阳的生和阴的长，生和长这两者就是合一，实际上钦安是在《内经》的这种思想上来认识这个问题的，阳生阴长就是阴阳合一之道。

所以他才明确提出来天地合为一阴阳，可以分亿万阴阳，分是亿万阴阳，合起来就是一个阴阳而已。所以《内经》上讲，"阴阳者，数之可十，推之可百，数之可千，推之可万，万之大，不可胜数，然其要一也"，就是一个阴阳，所以说"知其要者一言而终，不知其要，流散无穷"。

《内经》讲得很清楚了，但是后世对这句话有很多不同的理解，也正因为如此，这才有了后世钦安的这种认识，才有了"六经还是一经，人身五气还是一气，千万个阴阳还是一个阴阳，三焦还是一焦，万病都在阴阳中"的认识。实际上对于"合一"的认识，《内经》已经点出来了，郑钦安也是在"一"的层面谈问题，只不过要看你理解了没有。

所以这就是一个学问，这个学问就是"合一"的学问，"归一"的学问。如果我们把所有这样那样的问题都归到"一"了，这就好解决了，所以，钦安也好，卢氏也好，实际上都是在这个"一"上用功，所以要把它作为一个极其重要的理论，这是一个理论支撑。

所以郑钦安在《医理真传》就谈到了这个问题，如果我们只是在后天脏腑的角度去看问题，去理解阴阳，那么这是"论其末"；如果我们从"坎"卦去理解，就达到了"极"的状态，达到了"合一""归一"的状态，所以我提出来的"人身立命在于以火立极"，那么这个极就是"合一"，就是"归一"。

但是当今整个中医界的现象是：一种是没有认识到这一点，一种是根本就不愿意知道这一点。虽然我们也搞了好几届的扶阳论坛，在中医界有了一定的影响，但是在中医学术界，有些学者不愿意承认这一点。在中医界有一定影响的一些人物，征求他们的意见，有的时候也会点头，承认扶阳的理论和效果还是很不错的，但这个很不错就是好像还不全对。我们没有必要去理会他们的看法，我们要埋头做我们自己的事情。

如果我们能够坚定一个理念，你只要坚持下去，自始至终地坚持下去，

卢氏桂枝法和四逆法是人生归根复命之法

最后你的这个理论、理念就可能会有意想不到的效果出来。我几十年都这样坚持，卢氏一两百年都这样坚持，从不回头，一直在坚持，临床的效果给了我们有力的支撑，临床的效果有力地支撑了这种理论。这种理念是正确的，所以坚持。

当今的大多数医者对阴阳的认识上都是从后天的角度上去看待阴阳，都是分五脏六腑、分十二经络等，就包括一些辨证都是这样，脏腑辨证以脏腑来分阴阳，八纲辨证以八纲来分阴阳，气血辨证以气血来分阴阳，所以郑钦安认为他们是在"论其末"。我们也这样认为，他们没有在"先天立极"的本上来看待问题，来认识问题，这种理念就只可能导致在枝叶上去追求，不求根本。那要在什么状态下你才会求根本呢？就是要在"极"的状态下。所谓"极"的状态，郑钦安有一句话，只有"以坎卦解之"，才是"推其极也"。我们把天下所有事情都可以推到这坎卦上面，就人体来讲也是同样的，所以卢氏就说了，如果能够推到"极"上来认识，"以之治人，人健而身轻；以之治国，国泰而民安；以之治天下，亿万年将成盛世"。你看，哪个医者有这么大的气魄，我没有见过，也没有读到过。这就是"合一""归一"和"极"的状态。所以可以讲，钦安、卢氏这两百多年来所做的学问都是在"极"上去用功。那么阴阳怎么"合一"呢？刚才前面那么多"合一""合一"，怎么"合一"？就是要在"极"上才能达到"合一"，一旦离开了"极"的状态，就没有办法"合一"，你也无处可以"合一"。

所以我们只有抓住了这个"极"，才能够达到合一，那么钦安也好，卢氏也好，对这个"极"是怎么理解的呢？"极"是哪儿来的呢？是先天来的，因为中医学跟易学是紧密相连的，所以它是由"乾坤"来的。我相信大家可能都读了《医理真传》这本书，这本书里的"坎、离"卦解说得明明白白。它是"乾分一气落于坤中"，形成的"坎"，最后形成了"离"。坎离的交互化生了中土，所以郑钦安讲"水土合德，天下大成"，这包含了"万象"，也包括了人。那么水土怎么合德呢？实际上就是"坎和离"，"极"就是水土合德一个象征。

坎，属水，那么这个水哪儿来的？"乾分一气落于坤中"，就形成的"坎"，所以"坎"，就包含了坤土在里面，它是以坤为体，以乾为用。所以对于水土的认识，"坎"和"坤"就形成了先天和后天区分，水是坎，是先天，土是坤，是后天。所以我们在对疾病的治疗上，就一定要认识到这一点。好，现在休息一下。

刘力红：刚才卢师的报告进行了前半段，一开始我主持的时候，就说因为大家都很熟悉，卢师我就不多介绍了。但是我想强调的是，希望大家能够珍惜这样一个聆听卢师教诲的机会。卢师这次的报告大家应该听得出他确确实实是在传讲郑钦安和卢氏甚深的法义，我想这些法义是值得我们一辈子去琢磨的。有一些可能全明白了，有些可能会感觉懵懂。但就我本人说，我感觉是值得用我这一生的努力，细细去品味，好好去琢磨，进而能够在临床上去运用。所以，真是非常难得。下面我们再以热烈的掌声，恭请卢师继续给我们讲课。

卢崇汉：今天我们谈为什么要用四逆法，它的理论依据在哪里？我们反复强调了阴阳合一，这种合一是在"极"上，只有在"极"上才能有合一的产生。如果在"极"上没有合一，那么也就没有"水土合德"。从字面上来看可能大家都见到过，提到过"水土合德"，怎么"水土合德"，我认为就只有在四逆这种状态下，才能够达到"水土合德"。只有四逆才是"水土合德"的推极之法。所以，四逆实际上是阴阳兼顾的一个法，一个方。我们不能够简简单单地理解四逆是回阳，如果是这样理解，那么你的思想就很局限了。因为实际上四逆是阴阳兼顾的。如果它不是阴阳兼顾，它就不可能是推极之法，就不可能是"水土合德"之方。因为我们人体就是阴阳合一之体。所以，我们一直都在讲，虽然卢氏倡导扶阳，但是我们并没有离开阴啊。我们常说的"扶阳抑阴，用阳化阴"，其实始终是阴阳的和合。我们没有只谈阳，不讲阴。我们也不否认阴是真实存在的，我们只是强调了阳的主导地位，也就是"阳主阴从"。具体的体现就是使用四逆。因为四逆是一个阴阳兼顾的、阴阳合一的方和法。可以说四逆就是推极之法，用来达到"极"状态，而它是怎样达到呢？它又着眼于哪里呢？它着眼于"坎"。这里谈到的"坎"，不单单是谈到的肾。"坎"是既有阴又有阳，阴和阳都包括在里面。所以，我们如果能够真正理解和领悟四逆这个法，这个方，明白它是推极之法和推极之方，你才能够真正领悟四逆的本意。总结一下理解四逆的本意是什么？他的本意就是既能够扶阳，又能够益阴的一个法。

如果你看一万张处方，都是有这样的药物，这一万张处方涉及了多少病种啊，涉及多少疾病的症候啊！为什么我们抛开了很多没有管，我们要这么用，这就是因为我们的医理在这个"极"上，因为它既能够扶阳，又能够益阴。

卢氏桂枝法和四逆法是人生归根复命之法

就我们人体来讲，阴阳要处于一种动态平衡的状况。但是这种阴阳平衡状态，从生理来讲，它始终是要以阳为主导地位。只有在阳为主导的这种状况下，阴阳二者才能够达到一种平衡的状态，这才是一个健康的机体，我们才能不生病。为什么呢？因为在阳为主导的前提下，达到了阴阳两者的协调。

我反复强调，我们研究中医学这门学问，你的研究层次在什么状态，你得出的结果就在什么状态。你一直在"三"的层面，或者你一直在"二"的层面里研究，去理解，那么你必然会去思考，去考虑阴和阳怎么样才能达到相对的平衡。但是，你就不可能考虑"四逆"，它在理上就不支持你。只有在"一"这个层面上去思考，才真正符合"四逆"的本义，才能符合人体的本义，符合《黄帝内经》的本义，符合《伤寒论》的本义，符合郑钦安的本义、卢氏的本义。

因为"四逆"既有阴又有阳，所以它就能够协调我们人身的整个阴阳。我在第二届扶阳论坛专门谈到"坎"卦和"离"卦的关系问题，由于"四逆"是在"坎"上立法，实际上我们今天再谈到"坎"，就要更深、更进一步地来整合这个"坎"。"四逆"是在"坎"上的法，是在"极"上的一个方。所以它是阴阳合一的，它的这种合一是在先天层面的合一。它在先天这个层面上去合阴阳，它没有去考虑在后天的脏腑气血这个层面上去合阴阳。如果我们从后天的这种脏腑的气血津液这个层面去考虑，你就不会考虑用这个"四逆"，是不是这样的？就是这个道理。

所以，我在日本给他们讲课的时候，我开始以为日本人听不懂。结果他们懂，他们已经做了功课，他们用了一年的时间来做功课。会长伊藤良先生是个"中国通"，87岁，他曾经在东北满洲里生活了20多年，所以他对中国文化理解得很深。我把这些问题讲解后伊藤良哭了。这是我们谈到的层面的问题。

所以，我们这里谈到的"四逆"，实际不仅仅是在病理的层面上去和合阴阳，实际上是在"气"的层面上去和合阴阳。这就上升一个层面了，所以，卢氏治病实际上是在治气，气血的气。所以，在临床的治疗思路上，卢氏跟很多其他的医家都不一样，这就是很明显的一个区分。你是在治病吗？还是在"治气"。你是在治病吗？还是在"治人"。那么这个"气"是什么气，你治的是什么气？郑钦安指出：仲景的四逆，是专为一点元气来立方立法的。他谈到了这一点，这跟很多医家的认识不一样，跟清代以前很多医家的认识都不一样。那么"元气"是什么？就是我们人体的根本之气。这个气才是我们身体中的阴阳和合之气，人体是阴阳和合之体。所以用四逆救"元气"就救了命。

那么，怎样来救元气呢？这就是四逆法运用中最重要的一样药。是什么呢？附子。附子的药性我想大家一定背得滚瓜烂熟，附子辛温大热有毒，至刚至烈，只有它才能担当得起"补坎中真阳"的重任。补了坎中真阳就是补了先天乾元之气。郑钦安《医理真传》中提到坎卦解、坎卦诗，都谈到了先天乾元之气。

干姜，气辛温而散，从味来讲，干姜和附子，干姜的味很大，附子就感觉不到有多大味。由于干姜有这么大的味，所以它辛散。我在过去的一篇文章《卢氏运用附子的指导思想》里面就谈到这些问题。以前很多医家都讲干姜是守而不走，但卢氏不这样认为，因为它散，散走不走啊，散就是向外，就是要走。那么，仲景的四逆汤为什么要用干姜啊？这是因为群阴阻塞，通过干姜的行散才能够打开这个阻塞。干姜的散，就为附子的透达创造了条件，才能够达到它温复坎中一阳的作用。那么，阳在哪里呢？这个阳在水里头，在海底下面。如果没有姜的这个作用，附子要下达是很难的。为什么难呢？因为阳不足，群阴弥漫了。这就形成了一种阻隔，这种阻隔是什么，就是阴霾。就像阴天乌云阻挡，阳光它透得下来吗？透不下来。坐过飞机的人都知道，下面是阴天，穿过阴霾层上面是金光灿烂。是不是？如果下面的云层，这种阴霾一散开，阳光自然就下来了，所以我们大地上就有很好的太阳。所以通过姜的散而破除阴霾，为附子的下达创造了很好的条件，就达到了迎阳归舍的理想效果。

再来看四逆法中的甘草。这个甘草如果没有炙，就是半阴半阳，如果炙了，那么就是纯阳之品。"四逆"基本上用的都是炙甘草，所以它是纯阳之品。其味甘，其色黄，它是禀坤气最全的一味药。一旦阳气归舍，附子就达到了极上。那么用甘草的目的是什么呢？用甘草的目的就是伏火，这样就会使立极之火能够封藏在里面。因此它属于禀坤气最全的一味药。大家知道，以前冬天没有暖气，也没有地暖，都是烧火盆，那么火盆需不需要每天都生火呢？不需要。这样的火盆用木炭取暖，木炭烧完会留下很多灰。要睡觉了，要把火种保留下来，怎么办？就用木炭灰把火种盖住，第二天你把灰拨开，火盆的木炭就又燃了。这就是以土伏火的意思。这个道理很浅显，甘草就起到了这个作用，但是如果捂厚了就不行。所以，有了

17

这个常识，你在用药上、用方上就可以扩展很多方子出来。所以，用土很好地封藏了这个坎，坎又在坤体之内，是不是？它被封藏起来，你看不到它，你看到的只是土，那么我们人身才会根命于土。如果没有土的封藏，把土全抛开火很快就会耗损熄灭，这样就会出现很多问题。那么四逆就是阴阳和合的象，坎也是阴阳和合之象。坎既然是阴阳和合之象，那么你觉得他里头有没有"阴"啊？当然包含"阴"了，实际上阴已经包括在里头了。大家能够理解这一点，你就会理解四逆法，你就会理解卢氏为什么要用附子，并且你也就会使用附子，但是一定要正确地使用。可以说这就是郑钦安和卢氏的一些核心问题。如果你没有深层次研究这个"极"，你就不能领会，你就是把郑钦安的书倒背如流，你也不能理解。只有在理上认识了，你也才能够回到"一"这个层面上来。没有这种认识，你就回不了"一"，你还是去考虑"二"，你还是考虑的"三"。所以，郑钦安他当时谈四逆，用四逆，实际上他还是在仲景的四逆汤范畴里面。卢氏是在钦安的基础上，一步一步地深入，在钦安思想的基础上才创立了四逆法，这个四逆法是我们卢氏提出的一个法，就这个法，天下的疾病基本上能够治了。我们是提出了一个思路，这个思路实际上就是从方上的回归，回归到法上。比如我们开出一个方是这样：制附片75g，白术15g，砂仁15g，肉桂15g，淫羊藿20g，炙甘草5g，生姜60g。这就是一个方了，这个方，就是在四逆法的基础上形成的。因为，如果抛掉白术，抛掉淫羊藿，抛掉砂仁，就是四逆汤。我就是把很多方拿出来一看，抛掉后头这五六样药、三四样药就是四逆汤。四逆法是卢氏提出的一个法，就是在方上再回归一步，退一步就到"法"上了，再退一步，就到"理"上了。所以如果没有理论的支撑，怎么会有这个法，这个方呢？实际上卢氏一直在"理"上立法，在临证上使用。我在《扶阳讲记》里面，谈到这个问题，实际上卢氏的四逆法就是迎阳归舍之法，是纳下之法。这个纳下的"纳"就是归纳的"纳"，肾不纳气的"纳"，这个"纳"实际上就是"迎阳归舍"，我们健康的机体就是要使阳能够归舍。只要阳不归舍就会出问题。或者你没有临床表现，但是，你的机体已经发生变化了。因为真阳必须要回到本位，那么这个真阳是什么呢？郑钦安在《医理真传》中谈到这个问题。真阳又称其为"相火"，那么"相火"是什么？《内经》在谈"相火"的时候，就说"相火"应归其位，这个"位"，位置的"位"，是很重要的，"相火"应该归其位，它待在它应该处的位置上，才能够起到好的作用。一旦它出现在它不应该处的位置上，那么就称其为邪，本来是很重要的、很好的东西，位置没摆正就变成邪了，就会出现很多问题、很多乱象。

那么我们用"四逆"就是防止其不归位，使它始终待在它应该处的位置上，发挥它对我们生命的重要作用。这就是我们为什么要用"四逆"的一个问题。

再一个问题就是"四逆"能够使相火收藏，它有收藏之道，为什么这样讲呢？因为我们从"坎"来认识它，它代表水，属肾，是封藏之本，所以"四逆"的纳下就起到了收藏的作用。而"四逆"的纳下作用实际上是阳行阴令，如果我们只是简单地认识四逆，从表面上看四逆，它是全阳，但是它行的是阴令，为什么这样讲呢？因为生长为阳，收藏为阴。一阳一阴，从"二"的层次来看，就要滋阴降火，就要用六味地黄丸了。用滋阴来达到收藏的目的，是不是这样呢？不是这样。卢氏用"四逆"不是采用滋阴达到的收藏，因为滋阴达到的收藏是"二"层面的收藏。它没有在"极"上，没有起到合一的作用。

我选一个病，比如说"肺结核"，现在肺结核已经有新的苗头了，过去似乎已经彻底解决了肺结核，现在又有新发现的了。对于结核的中医治疗，大家都采取滋阴降火的这些办法。这样的治疗方法可以起到短暂的作用，但要彻底治疗，解决根本，往往收不了功。所以过去对于肺结核的治疗效果往往是不明显的，病情反反复复，为什么会这样？就是没有考虑到怎么样去纳下而达到收藏的目的。所以我们对肺结核的治疗，对于咯血的治疗，同样采用扶阳的法则，同样采用四逆的法则，能够取得很好的治疗效果，而且效果很稳定，反复很少。

今年有一个空洞型肺结核病人，咯血，用了抗结核药始终没有解决，后来到了我这里，最后给他采取的就是四逆法，很快咯血就没有了，通过三个多月的治疗，他的结核空洞完全愈合了。在整个治疗过程当中，基本上都是用四逆法。理由在哪里呢？因为结核病典型的表现是骨蒸潮热，两颧潮红，午后发热，这个实际上是不藏的表现，很多症状都是不藏的表现。不藏就不能降，因为藏就是向下的，大多数医生采用甘寒苦寒去降，长期采取这种办法，就容易导致这类病人中阳衰败，中焦的阳气败坏，土的生机是不是受到影响呢？土的生机受到影响，化源就会枯竭。所以很多结核病出现不治，出现死亡。

我们采用甘温、辛温、扶阳的这种治法，使不降能得到降，不藏能得到藏，在降或者藏的这个过程当中，中阳会越来越旺，就为结核病的治愈奠定了基础。

我们人生下来，先天之火已经定了，就必须要依靠后天，所以我们十分强调的一点，就是中土是否受影响。所以我们在临床治疗上始终要顾护病人的中土。只有在中土旺盛的情况下，疾病的治愈率才会高，我们使用的都是辛温的、甘温的药物，就是振奋中土，中土怎么会不旺呢？中土从不旺，逐渐转化为旺盛。一个人一旦中土都不行了，虚衰了，甚至水谷都不消化了，喝下去的药物还能够运化吗？所以就要考虑用药一定不能去败坏中土，要使病体能够接受这些药，这是至关重要的。

就结核病这个病来讲，如果按照常规套路，往往都是苦寒、甘寒的这一条路子，往往会失手，往往效果不理想，往往没有好的结果。

在几十年以前，结核病这样的病就是大症、难症了，这些病症大家采用甘寒、苦寒的药物，感觉好像和病机是相符的，为什么很多疾病没有治好？不光是营养不好的问题，林黛玉营养不好吗？肯定好。还有很多富家的公子哥、富家小姐，他们的家境很好，营养能不好吗？肯定好。那为什么会过早地去世？我们中医应该反思一下。这种错，错在哪里呢？就错在没有真正去体察天地的收藏，没有在"极"上去体察。

而四逆汤，四逆法的出发点是什么？就是达到"阳行阴令"，不要简单地看这四个字，它大有学问，我们读《内经》，看到这四个字一瞟就过去了。那么这个"阴"到底是什么，《内经》上有这样一段话"阳者卫外而为固，阴者藏精而起亟"。阴在四逆法的纳下过程中起到什么作用呢？就起到了藏精的作用了。它不光起到了藏精作用了，还给我们藏精提供了很好的条件，为什么呢？因为解决了中阳不足的问题，使土能够伏火。

在具体的用药上，临床上病情是非常复杂的，我们在四逆法里面还要装什么，这一点很重要，怎么样才能装得进去，才能使中土不败，使中土能够接受？我在对结核的治疗上，开始是"四逆"，在"四逆"的基础上使用振奋中土的一些药物，振奋脾阳的药有砂仁、白蔻、陈皮、桂枝、半夏、石菖蒲等三十几味药物，至于如何选择，因为太复杂了，这个只能在谈个案的时候谈。当治疗一段时间后，中土已经能够接受纳下了，这时再加一些填精的药物，如菟丝子、肉苁蓉、胡芦巴等，这个状态就达到了阳从阴令，使阴和阳都能够归其位。这种方法大家以后在临床上可以大胆尝试。

我不主张给你一个方，告诉你加什么，减什么，这样会完全束缚你的手脚，就会变成照葫芦画瓢，等到症候病情变化多端的时候，你就下不了手了。

四逆法还是一个收功之法，当初刘力红说没有听说过"治病还要收功"。四逆法是一个收功之法，你治疗一个病肯定要收功，收功的目的就是让他健康，要让他长时期的健康，这才是我们医生应该做的事。不能吃了你的药以后，管了几个月，没有多长时间又不行了，那就没有收到功。对于收功，如果只从四逆本身上来看，在张仲景的《伤寒论》里面提到了阴病应该用四逆。四逆是少阴之正法，我们认为一个病到了少阴病阶段，出现脉微细，但欲寐。一个是责之于病者，一个是责之于医者。如果你作为医者能较早地介入，不至于到这一种状态，到这一种状态再治疗会花很大力气。

为什么说它是收功的法呢？我们在收功之前做了什么呢？实际上我们已经为收功做了很多前期的准备了，我们前面可以用桂枝法，用振奋中阳的法，就是为纳下收场做准备，只有纳下收场能够完成，才能够最终达到收功。

为什么这样讲呢？如果我们单纯地只是从"后天的五脏六腑，气血阴阳"这一类学问上去理解，根本无法理解。回过头来，还是要回到"极"上，你才能理解收功。因为四逆最后用之于收功，实际上已经涉及了我们生命的持续这个根本问题上去，这个层面就更深了。生命怎样才能够持续？每一个人都想健康，想长寿，现在的养生热、保健热，就是因为大家都希望健康长寿。我们要活100岁，要活120岁，还要活更久，还要更年轻。所以对于生命来讲，怎么样才能够可以持续？得回到立极的根本上来看这个问题。因此只有在"根"上，才能够谈到持续，如果不回到"根"上，就谈不到持续问题。说四逆法是一个收功法，就因为它是一个归根的法。

归什么根呢？《道德经》里面谈到一个问题："致虚极，守静笃。万物并作，吾以观其复，夫物芸芸，各归其根，归根曰静，静曰复命，复命曰常，知常曰明，不知常，妄作，凶。"对《道德经》，各家有各家的看法，用到我们医上面来，我认为它实际上是看到了归根的问题，那么这段话的本义是什么呢？归根就叫作静，归根之道当然也就是静，安静的静，而静属于阴，所以阳动阴静，就有了源头。

我们前面谈到四逆法是一个阳行阴令的法。《道德经》里面谈到"归根曰静，静曰复命"，静就是复命，就是恢复我们的生命。生命到了这种程度了，就能够持续良好的循环了。复命曰常，也就是说只有能够复命了才能够恢复生机，能够恢复生机就叫常，常就是可持续。我们用"四逆"的"归根之法"就是希望达到这个常。"知常曰明"，也就是说我们只有明白了这个道理，才能够主动地去恢复生命，恢复生机，从而使我们的生命回到原点，才能够持续而不衰，这样才能延年益寿。所以四逆法是个归根的大法，是个复命的大法，它能够使我们人体建立复命的机制，这一点是极其重要的。这已经不是在治病了，而是在治"命"。

所以卢氏讲附子是药品中最大的一个英雄！它能够恢复我们的生理机制，使我们能够达到常，使我们人体能够持续而不衰。这么好的东西，为什么不用呢？这个复命的机制建立起来过后，就达到了我们人体自愈的能力，好多病，特别是大症疑难症，不是仅靠药物去对症治疗能够治好，而是通过药物的治疗恢复了病者机体的自愈功能而好的。

肝硬化，你想用药物去解决它，道理在哪里呢？没有。这些药物对肝都没有什么作用，但就是因为恢复了我们生理机制，使肝的功能恢复正常了，有新的肝细胞生成，所以肝的功能逐渐趋于正常了。

肾衰竭是不可逆的，病人的肾细胞都已经改变了，肾都萎缩了，而用药物就把他的改变恢复了，但西医学上讲是不可逆的，所以才有了肾的移植，换一个。那么用四逆法使我们的生命回到原点，恢复了我们生命的自愈功能，人体的自愈机制形成了、建立了，我们才能够讲这个病的治疗收功了。因为在这种情况下，我们机体已经进入到良性的循环了，达到了不治而治的这种状态了。

好多人都读《道德经》，各取所用，这部几千年前的著作，回过头来好好读，它里面的问题很深层，意义非常深刻。所以"四逆"就是一个归根的法，一个复命的法，或者我们称它为纳下的法，收功的法。虽然四逆汤的组成，在很多著作里面都有，都是甘辛温的药性，《内经》讲辛甘发散为阳，所以四逆汤是纯阳之方，四逆法是纯阳之法。它是纯阳，但是又能够行阴令，具备收藏之道。为什么说它具备了收藏之道呢？因为我们说四逆是立"极"的法，这个极就是"乾分一气落于坤宫"，所以辛本身就禀受了乾金之味，所以它就能直入坤宫，这实际上就是"同气相求"的法，四逆主要是以辛为主，辛温、辛热。有辛而香者，有辛而不香者，附片为辛但不香，姜是辛，但是它是香的，它有香的味道。你把姜掰开有香的气味，但是掰开附片就没有香的气味，完全是两种感觉。其他辛温的药物还有小茴香、公丁香、肉桂、桂枝，这些都是既辛又香，既辛又香说明一个什么问题呢？就说明它有走的作用，有散的作用。附子就是辛而不香，所以它是偏于下行的。姜是辛香，附子是辛而不香，那跟传统对干姜的认识不一样，传统中药学中讲干姜是守而不走的，但实际上干姜是不应该这样的，所以存在认识上的区别，在使用上肯定会有一些区别。所以卢氏认为，四逆当中的姜能够祛散群阴，能够荡涤阴邪，假如我们按照它守而不走去理解，它怎么样去荡涤，怎么样祛散呢？不可能，所以它是能够走散的。这样附子就能够直接归舍，直接向下、纳下，它并不是走而不守。所以这对于药性的理解是有帮助的。关于甘草，甘草禀坤土之性，走中焦之性最强。

所以卢氏把简单的三味药组成的四逆汤演变成四逆法，在临床上你可以变化无穷，如果你达到了一定的境界，就可以随心所欲地运用。四逆法的运用很多就体现在姜的变化上，用生姜？干姜？筠姜？煨姜？炮姜？这个变化很大，要根据具体的情况来恰当运用。

就附片来讲，现在的附子，从栽培到加工制作，实际上都有问题，但是有问题我们也没有办法，那么我们就要尽量选择真正的附片，虽然附片有很多种，有黑顺片，有白附片，有黄附片，有天雄片，有炮附片，甚至于现在很多都用生附片，但我认为用生附片是不可取的。

关于生附片的问题我在日本交流的过程中也涉及，就是问到，为什么"白通汤"用生附片，怎么看待这个问题？为什么没有炮制呢？因为整个条文可以说是仲景他在治病过程当中的一个记录，过去是医药不分家的，病情急骤，当时没有炮附子，所以不得已使用了生附子，并不是简单地因为生附子回阳能力更强而去用。附子的回阳救逆，我建议不用生附子，因为大剂量地用附子已经违规，你还要用生附子又违更大的规。这又何必呢？所以对于附子的使用，或者是对姜的使用，卢氏是相当灵活的。郑钦安就谈到四逆不单是为少阴立法，而是上中下三法都具备了，就是一个四逆法让上中下都具备了，那么怎么样来达到上中下？最好的办法，就是在姜的使用上，因为姜有宣导之力，以它为前驱，我们要使附子走上就能走上，要使附子走下就能走下，要使附子能够走中就能走中，都能办到。

有一个病人，这个病人很奇怪，60来岁，其他情况看起来都不错，就是有脱肛，肛门脱垂。他脱肛脱了四十几年，用了西医的办法，手术都用了，就是没有解决，吃了很多中药也没有解决，拿来了处方给我看，有一百多张，他说这是代表性的，因为他几十年都在吃药。那么对这样的病，应该怎么去看呢？他能吃能睡，精神也不错，为什么会脱肛，为什么手术还是解决不了？他长年累月都要用一个托把肛门托住，实际上是很难受的一件事。你想一下，那个地方要加一个东西支起来，但是这也只能够使他在站立的时候不坠下来，不能下蹲，他只要一下蹲就脱出来，很痛苦。我给他使用就是用"四逆"，使它能够归根，使他自身的生命机制能够建立。这个病人只看了不到五次，他吃第一次的药就感觉有作用了，第二次的时候我就给他加了10g高丽参，就是四逆加高丽参。吃了十多剂药后，情况大有好转，他敢在我面前蹲下去了，他说他已经40年没有蹲过。当时能短暂蹲一下，不能够长久。后面又继续治疗，一共吃了不到100剂药，彻底好了，再也没有那个痛苦了。这个病人应该是两三年前看的病。他不是我们四川的，是外省的，他今年介绍了一个病人过来，就给我写了一个条子，说他一切很好。这就是"四逆"起到的作用，就是用"四逆"给他建立了正常的生理机制。

　　我再给大家举一个简单的用桂枝法的例子，以后有机会我们来解释一下桂枝法，但是这次没有这个时间。这个病人是北京的，就是今年4月份的一天，有一个朋友拿很长的一个传真到我家去了，这个传真就是医院的病历，可能有4米多长，上面各种检查都有，这个病人是女孩，现在18岁，是北京市的，就是发烧，她是高三的学生，6月7号就要高考，已经发烧114天，高烧不退，用最好的退烧药最多能够退4个小时。这个女孩学习成绩很好，很想考一个好的大学，家里面很着急，也是一个医生给家长推荐，最后告诉他来成都找我。北京能够找的有名的中医医师几乎都看遍了，烧就是退不下来，马上就要高考，急坏了全家人。当时我一看，北京几家著名的中医医院和西医医院给的诊断基本上是统一的，就是淋巴结坏死症，这些都是我们国家顶级的医院，当然肯定也找的是顶级医生。很好的抗生素都用了，中西药物都用了，就是不见好转，得这种病都是很头痛的，我给他家长的朋友说这种病确实很难治的，我没有看到病人，不好回答这个问题。他说不行让她来找你，我说发那么高的烧，她怎么来。她的温度都是在39.5℃以上，烧了整四个月，我记得好像是4月30号晚上给我看的传真，第二天是五一节，放假休息。他们说一定要请我看一看，孩子的父母亲都是知书达理的人，怎么办呢？考虑到病人及家人的痛苦，最后我同意了给她治疗。他们五一节当天从北京飞到成都，中午就把病人带到我家里来，病人是在发高烧的状态下，从北京坐飞机到成都。我看到这个女孩子身上很多部位都有肿大的淋巴结，用手扪之皮肤温度很高，我就给她用了桂枝法。用的药很简单：桂枝尖20g，法半夏20g，苍术15g，石菖蒲20g，白芷15g，陈皮15g，葛根15g，炙甘草5g，生姜30g，好像就这几样。吃了过后就不得了了，一剂药没有吃完，当天晚上体温就升到了41.7℃，父母亲吓坏了，就不停地打电话，起码打了有十个电话，我说没事，继续吃。他说从来没有过的41.7℃，他说这太可怕了，太吓人了，并且用退烧药退不下来，他说过去烧到39.7℃、39.8℃就用退烧药，可以退到38.5℃、38.6℃，但是这次一直用退烧药，退不下来，父母说我们怎么办啊？我说你一剂药都没有吃完，你才吃了两道药，你把药吃完。接着给她吃，她的父母确实心里有点虚了，但是我觉得这个法是正确的，因为这个病人虽然在发那么高的烧，但有一点我认为是正确的，就是我认为她还是没有离开太阳经，在那么高烧的情况下，她"微微恶寒"。我就抓住这一点，因为前面所有用的办法都不能解决，因为所有的人也没有考虑到用桂枝汤，为什么呢？因为她是一个淋巴结的坏死，怎么会想到用这个桂枝汤呢？所以前面的那些中医都没有从这个角度上考虑。这个病人的父母亲很紧张，一两个小时就给我家打电话通报病情，我说不会出事，接着吃，争取两剂药用一天的时间把它吃完。第一剂吃完，半夜三更熬第二剂药，第二剂吃了两道，也就是说吃了五次药之后，在天明之前出汗了。她说过去吃退烧药出的汗是水汗，现在出的汗是黄汗，黏手，体温下来了，从41.7℃下降到39.9℃，38.9℃，37.9℃，在37.0℃的时候保持住了。这是从来没有过的，也就是发烧4个多月一直在用退烧药从来没有降到37℃。因为在电话里面讲，没有看到本人，但是听得出来他们很激动。我说还要把药吃完，我一共开了4剂药，已连续吃了两剂，要她再继续把药吃完。到了第二天的晚上，体温降到36.5℃，降到36.5℃以后就再也没有发烧，他们在成都，我建议他们多待几天，他们待了两星期，我给他们看了三次，然后就回北京了，女孩一点问题没有了。回北京过后，马上到医院去做了一些应该做的检查，淋巴结消退了，血象正常，体温正常，问我还需不需吃药，我说还应该吃药，一直吃到高考，这个病人就始终在吃药。

今年六月中旬我因为其他的事到了北京，当时女孩高考已经过了，知

卢氏桂枝法和四逆法是人生归根复命之法

道我到了北京，这个女孩的一家人来看我，她说考得很好，身体也很好，我又给她摸过一次脉，但没有给她处方，我认为没有必要，已经好了。我认为她的生理机制已经完全恢复。当然还有很多很多病例，由于时间关系今天就不再继续去讲了，今天就跟大家讨论这些，谢谢大家！

扶阳论坛
④
（第二版）

卢氏桂枝法和四逆法是人生归根复命之法

跟师学习钦安卢氏医学的体会

刘力红

孙永章（主持人）：各位代表请入座，请大家仔细地从整体的观念看一下我们这个会场的背板，这个背板的设计从第一届扶阳论坛开始就没有变过，我们在很多的图片和场合看到的代表中国文化的太极图基本上都是黑白阴阳的，而我们的背板中的太极图是火红的，所以说我们扶阳论坛的这种太极图是很有震撼力、感召力的；我相信今天的会场确实是有量子的场存在，就是因为我们在座的每一位专家学习中医、振兴中医、思考中医的这份责任感。所以我们大家感受一下这样一个会场，两边是2008年我们国家举办奥运会的火炬的一个祥云图案，也是红的图案，这样一个量子场凝聚了我们中医扶阳的一个指导思想，就是我们学会要把扶阳论坛打造成中医学术的标杆会议，打造成我们全国乃至世界的引领中医发展的一个会议，而这样一个会议需要我们在座的各位来共同努力。

我记得第二届扶阳论坛在北京举办时，我们会场有一位86岁的上海老中医自始至终认真听课、记笔记；这次参加会议的也有头发斑白的老中医，也有正值中年、壮年的青年中医以及莘莘学子。走进这样一个会场，我想我们每个人都能感受到这种感召力、感悟力，就是我们来做什么？我想，我们来参加这个论坛可能有几种心态，有一些代表在下面递条子说听不懂卢师的口音，这在每次扶阳论坛都出现过。我想可能有些代表传统的文化功底非常深厚，在《易经》方面也有很深的造诣，在听卢师讲一些专业术语的时候，很快能够跟上卢师的思路，这样的人可能就会更上一层楼；还有一些代表可能带着很多的疑问，在会下看了很多扶阳方面的书籍，有一定的基础，这一次来是带着问题来求答疑的；还有一部分代表，可能相对来说基础比较薄弱一些，对于《易经》只是听说过，中医思维根底的知识相比来说差一些。但是，我想不论你是属于哪一类型的代表，只要你走进这样的会场，你就走进了一个学习中医、振兴中医的道场。

开会之前，海南的一位代表给我打过不下五次的电话，他打电话其实没有什么别的要求，就是再三地问卢师喜欢喝什么茶，刘老师喜欢喝什么茶，他带点什么地方特产给他们。这说明一个什么问题呢？说明我们代表们对中医专家的尊重，也是对中医的发展的一种向往，他们把这种向往和关心融合在他的一言一行当中，这一点确实是使我非常感动，也是我们在座的各位代表打造中医扶阳论坛的共同的心声，在此我也代表中华中医药学会这个主办单位，对各位代表走进扶阳论坛，给予中医扶阳论坛的支持表示衷心的感谢，谢谢各位。

现在我们以热烈的掌声欢迎我们下一位演讲者刘力红教授。

刘力红：各位前辈，各位老师，各位同道大家下午好。刚刚从上午到下午，我们听了卢师的讲座，我不知道大家有什么样的感慨，我也听到一些不同的声音，但从我自己的角度来看，我感到卢师这一次可以说是把"钦安卢氏"这样一个法脉的很深的精华都揭露出来了，就我本人来说能不能全明白我不敢说，但是自己内心感到很感动。就像卢师谈到他的日本之行，谈到87岁的日本中医元老伊藤良先生听完卢师的报告之后会痛哭，实际上我在下面也经常有这样的感觉，就是说这样一个精深的法义，如果说大家听完讲座就都明白了我很难相信。我认为我们可能要用这一生的努力去品味这堂课。今天卢师讲的最重要的一点，谈到最多的，或者说是我认为最重要的问题就是"一"的问题，就是"归一"的问题，就是在"一"的层面去认识。孔子讲过："易有太极，是生两仪，两仪生四象，四象生八卦，八卦定吉凶，吉凶生大业。"实际上我认为这段话是他对我们整个宇宙、对人生、对世界的看法，你怎么去看，你从哪个层面去看；你可以从"八"这个层面去看，它很丰富、很多彩、很复杂，林林总总；你也可以从"四"这个层面去看；你也可以从"二"这个层面去看。实际上这是一个退的过程，是一个不断回缩、回归的过程。最后如果能够从"二"回到"一"，回到极上，那么他认识世界、认识人生就完全不一样了，你在"二"的层面跟你在"四"的层面和你在"八"的层面去看问题完全是不一样的。我很佩服的一位先生曾经说过一句话："道是要往回缩，缩得越小越厚实。"实际上这个从"八"到"四"到"二"到"一"的过程就是回缩的过程，所以也就是我们看世界的层面问题。今天卢师着重在谈这样的问题，从"一"去认识世界，去认识人生，然后从"一"这个角度去问医，去询医；这也是为什么我说卢师的这堂课我肯定要用一生的努力，看能不能真正明白。如果谁说今天的课很平常，都明白了，那请举个手，我要去向他学习，这是我发自内心的话，因为我真正切切实实只是很感动而已，就是说很多问题原来没有听师父说过，尽管我是他的入室弟子。所以很震撼性的东西师父是在今天的会上提出来的，如果我们留心去听就知道了，所以我是感到震撼。

　　大家再细心一点，这已经是第四届扶阳论坛了，为什么今天来来回回都在讲"一"的问题？我们今年论坛召开的日期是 2011 年 11 月 11 号，这个日子是前所未有，六个一，哪儿有那么凑巧呢？大家认为是凑巧吗？我们和孙主任没有选日子，就定到这么一个日子，当时也没想，到后来才想到，我们论坛怎么是在这个时候开幕的，所以说择日不如撞日。这样一个日子，卢师恰恰谈的又是"一"，虽然我没问我师父，但我相信他不是按照日子讲的"一"，师父是不是这样？确实是因缘所致（卢师回答）。我想在"一"上应该有一个大的提示，为什么说"一"那么重要呢？很多传统的文化典籍里面都讲到"能知一，万事毕"，我们看《道德经》里面讲："天得一以清，地得一以宁，谷得一以盈，神得一以灵，侯王得一以为天下正。"哎呀，"一"太重要了，所以如果我们能够真正明了钦安卢氏的医学是在"一"这个层面去看世界，我们也就知道为什么他会提这样的一些法则，为什么他会有这样一些独特的理念，所以实际上我觉得今天是非常殊胜的一堂课。

　　一直以来我对中医的研究，对文字的研究，我都非常强调文字的声音，我认为声音比形更加能够解释文字的奥秘。因为先有声音才有文字，所以文字的读音，尤其是同音字之间的关系往往解释了文字最深层的奥秘，我们说"文以载道"，很重要的是在这个层面，大家品品，我们说医（读音"一"），为什么不叫"二"呢？我们的中医为什么不叫"中二"呢？因为如果古人把"医"读成"二"，我们就成"二"了，那现在我们就不是"中医药学会"，而是"中二药学会"了，为什么读"一"，这里面有很深的奥秘。真正要明白"一"，一二三四的"一"，你才有可能知道"医"，医生的"医"。

　　所以今天卢师的这堂课值得我们细细去品味，细细去用功。很多从基层来的医生，可能认为卢师会讲几个方或者讲一些病案，怎么加减，怎么运用，就是很希望卢师在"用"上面多谈一点；但我的感受不是这样，因为中国文化归结起来不外乎就是两个词，一个是"理"，一个是"事"。今天卢师主要讲的是"理"，稍微带了一点"用"，也就是稍微讲了一点

"事"，主要是在讲"理"。在基层的同仁可能有一些坐不住了，说为什么不讲运用，为什么不讲"事"？

实际从历史上来讲，中国文化有这样的一句话："理可顿悟，事宜渐修。"就是说在临床应用上面我们要想一步登天是不可能的事情，对谁来说都不可能，就是卢师把所有的心肝，把所有的东西掏出来你也不可能，为什么呢？因为在用上你没有办法一步登天，你没有办法突然就明白，这条路是走不通的。但是在理上有没有可能突然明白呢？这是有可能的。为什么古人都讲"听君一席话，胜读十年书"呢。在这一点上我很感叹日本人。虽然我们有一些民族情结在里面，我自己也有，但是人家的认真确实值得我们学习，就为了请卢师去授课，人家做了一年的准备，反复地看《扶阳讲记》，反复地看历次扶阳论坛的东西，甚至训练自己听四川话。日本人，训练自己听四川话！我们作为国人听不懂卢师的四川话，如果我们真有求师求道的精神，那四川话对我们是障碍吗？多少人到西藏，到藏区去求法，历尽艰辛，去学另外一种像天书一样的文字。所以我觉得这些都不是障碍，就看我们有没有这样的心。在理上，如果我们做好了准备，我们是有可能一下就明白的。而我们想通过三天的扶阳论坛，我们临床一下子就全明白了，这是没有可能的。大家也许认为有可能，但是在我这里，我跟师那么多年了，从2006年1月1号拜师到现在，我好像没有这样的感受，只是有些时候听师父一句话，突然一下明白了，明白之后你再去做事跟你没有明白去做事是完全不一样的。

所以实际上大家来到这个论坛首先要调整心态，期望在这三天里面，我们在理上有一个飞跃，这是完全有可能的。只要你把心放下来，真正有一个恭敬心、谦卑心，有一个求道的心，而不是以一个索求的心、埋怨的心，等等，确确实实这三天你就有可能有一个飞跃，否则可能会事与愿违。你想求一个方子，想求一个怎么用，就算这个病人告诉你，你回去以后碰到另一个病人他又不是这么一回事了，我们当医生当到今天，难道还不明白这个道理吗？我们当医生当到痛苦，最后当到不想当就是因为这个，这一点我太有感受了，为什么这样呢？实际上我们没有真正明"理"，我们只是懂了几个用，而每一个病人生病的方式、疾病的表现都不是按照你懂的那几个"用"去生的，碰上了有效果，没有碰上就沮丧，怎么回事？医生当到这个份上就没有意义了，所以明"理"太重要，太重要了。我在听卢师最后这个案例的时候我不是那么兴奋，也不是那么激动，也不是那么想流泪，可是当卢师谈到"极"这个问题时我确确实实想流泪，太珍贵了，这样珍贵的东西都拿出来了，我想这是我听了这样一堂报告的感受。

我今天要跟大家分享的实际上是这些年来跟师学习钦安卢氏医学的一些体会，一些感悟，更多的是听了今天这堂课的感受，要向大家报告，也希望能够对各位有一些帮助，当然我仍然更多的是谈"理"，我认为这个更重要。

我想谈的感悟主要有两个方面，一个方面是大的，粗略地谈一谈扶阳学派的这种殊胜，这种珍贵。因为最近一直很忙，再加上最近身体不是太好，很疲惫，所以没有那么多的时间去准备，但是扶阳论坛这个事情一直放在我心里。临来的那天，9号，我拟了一个提纲。在拟这个提纲的时候我突然就觉得要给大家报告这一点，就是一个宗派的形成它是何等的珍贵，古人"一朝立学，十朝立宗"。就是说我们要构建一种学问，肯定要从一朝一夕起，十年、八年或者是几十年一个朝代，就可以构建一种学问，但是要立一个宗派，一个学派，这是要十朝的。"一朝立学，十朝立宗"，此话怎讲？我们看中国很多的学问都是这样，真正的大宗师立宗立派何其艰难啊！我们就看禅宗的历史我们就很明白了，达摩初祖从西而来，秘密地传承给二祖慧可，三祖僧璨，四祖道信，五祖弘忍，最后到了六祖慧能这里才开宗立派，它是很艰难的一件事情，很值得我们去珍惜的一件事情。现在有扶阳学派这么一个流派产生，而且是这么一个没有中断的流派产生，更加难，所以这个法脉非常珍贵，有一个宗派能够立起来是很珍贵的事情。它需要的东西可以说是太厚重了，没有厚重博远，那是不可能有宗派产生的。我们简单地回顾一下钦安卢氏这样的一个学术流派、学术宗派，我们首先称为扶阳学派，那么钦安祖师的师父刘止唐（刘沅），世人称他是"三通教主"，为什么说是"三通教主"呢？就是儒释道，我们看《槐轩全书》就能知道，近代有一些大学问家，很牛很牛的一些大学问家，他们眼中没有几个人，可是谈到刘止唐的时候都肃然起敬。我的先师李阳波也是这样的，李阳波自己对自己的评价是脚踏实地的狂人，所谓"狂人"就是没有几个人在他眼里面。确实李阳波师父读的书没有几个人能及他，医著，他是一个字一个字过的，有一些甚至不止一遍，他就对刘止唐佩服得五体投地，他曾经跟我们讲过刘止唐看病的事。就这样一位大师的学术灌注给钦安，钦安接承下来以后，我们再看卢氏这个法脉，卢氏到卢铸之这里就已经是七代没有中断，就是在卢门自身的传承里面就有七代没有中断，然后卢铸之师从颜龙臣，也是刘止唐的弟子，然后又师从郑钦安，就是两个法脉集于一身，这样的一个传承，这样一些特殊的历史因缘才成就了这个法脉，非常不容易，非常珍贵。尤其是在今天，就是他的传人都还在，卢铸之传卢永定，也就是我的师爷，同时又传卢师卢崇汉，然后现在卢师在持有这个法脉，他没有中断，所以感叹有这样一个非常亲近的，非常珍贵的法源；我想谈的就是对这样一个珍贵宗派，大家一定要有认识，否则我们就会把它当作泛泛之学。如果我们把它当作泛泛之学，肯定很难消受，唯有对这样一个法脉生起真正的恭敬，才有可能获益。相似地明白是不起作用的。大家一定要警惕这一点。好像我懂了，《扶阳讲记》上面都有讲过，实际上讲过是讲过，在《扶阳讲记》上你看过，但与今天的亲口传这是不一样的。现在我们卢师在掌领这样一个法脉，所以我就想谈一谈从2006年拜师以来到今天我认识的卢师，他对这样一个法脉有什么贡献。

第一点我要谈的，就是卢师明确地提出了扶阳这样一个理念，从历史学的角度来看这是一个大问题，不能小看它，我们今天提扶阳学派是来之不易的。因为原来这样一个法脉是在民间，它被称为"火神派"，"火神"多少有些民间的滋味，一旦卢师真正把它提到扶阳的高度以后，那样有乡俚滋味的这样一个义理就上升到了学术的层面，大家去细细品味，这不是一个简单的名称；正因为有了这样一个转换才最终导致了我们的扶阳学派的诞生，这叫名正言顺，名实相符，我觉得从宗派研究的角度，从学派研究的角度这都是了不起的一个贡献，就是为钦安卢氏正名，这是第一点。

我的第二个感受可以说是最深的，也许是大家最愿意听的，就是我感受到这些年来跟师教育中，卢师给我最大的一个教导，也是我作为弟子感到最受用的，我认为也是他老人家最大的贡献，就叫作"化繁为简"，我的普通话不是太好，但不是四川话，比卢师的四川话好听懂些，"繁"就是繁荣昌盛的繁，繁杂的繁，因为医事确实很繁杂。卢师经过他自己这几十年的浸透、思索，除在宗派内也就是在法脉里面去求索，还在西学上求索。大家知道，卢师跟我历代的师爷、太师爷很不同的一点就是他学了西医，他的中医是家传，就是这个法脉流传过来的，而他的科班是接受的纯粹的西医教育，就是在江苏省新医学院学的西医。所以这样一个上下的求索，中西的求索，还有宗派内外的求索，最后加上一些特殊的历史因缘，他就把很繁杂的中医简单化了，就是化繁为简，使得扶阳这样一个法脉变得有法可依、有章可循、有作可操。中医最怕的就是它再好但没有办法操作，一团糯糊，一个病人来了不知从何下手，大家当医生那么多年是不是最烦的就这一点呢？简单的、典型的桂枝汤证、葛根汤证，当然就好办了，但很多时候我们看到的临床的病人不是这样的，很多我们确实无从下手，无处下手。而卢师的提点就让这样一个纷繁万象的医事变得很清晰、很简单。所以卢师一再强调"医道一定要简"，这是他老人家一再提出来的，不能够搞"玄"了，这是他对我一直的叮嘱。他怕我搞"玄"了。医道一定要简，因为简了之后人家才能有章可循，有法可依。今后我们可以专门去研究这个学问，我觉得他最大的贡献就是他使得这些成为现实，所以为什么那么多人感谢他，当然我也跟着沾光，很多人也感谢我，就是说看了《扶阳讲记》这个书之后怎么怎么样，临床效果大大提高，等等。显然这就体现了卢师说的是可操作的，而这样一种可操作又体现在这样一个提点可以把你原来的这些东西用起来，就是你忽然间就明白原来的那些积淀并没有白费，所以这一点我觉得是最珍贵的。

再往下讲，钦安卢氏的法本来很多，而卢师在诸法中特别定义了桂枝法和四逆法二法。虽然我们今天学起来觉得很容易，讲来讲去都是桂枝法、四逆法，但是大家想想看，在茫茫医海里面，由那么多方、那么多法里面提点出这两法，这是什么概念？太不容易了！提炼出来我们觉得很平常、很稀松，可是要从这些里面去提点那简直就比登天还难。但是这点卢师做到了，所以定义出桂枝、四逆二法，又用二法去驾驭诸法，去演化诸法，这是第三点。

再下面一个就是构建了生命的立极之道，很欣慰，今天我在下面听的时候好像有一点跟师父不谋而合，因为我原来准备讲的就是这个问题，而卢师今天就在传讲了，构建生命的立极之道，生命立极在何处？这一点尤其重要，下面我会专门着重讲一下这个问题，就是从卢师上午讲到的这些去展开。这样一个立极之道它是什么概念呢？这个太重要了，它同时也意味着确立了临证的大方。就是如果说我们要给中医开一个大的方是什么，就是立极之方，就是不管千人万人，千病万病，立极都是一样的，这个方就定了，不管任何错综复杂的病，立极的这个方一定就是这样。所以为什么说这些年来跟从卢师以后我就觉得中医是一个系统工程，它真正是一个系统工程。所以对很多问题就了然了，这种感慨我都不知道怎么用语言去形容了，你想想看，就一个医生来说，我们最头痛的问题就是这个病人来了我们不知道怎么去办，然后不知道这一步我们办对了没有，如果办对了以后，下一步我们又该怎么办？大家扪心自问，明白吗？不明白！我的因缘算是很殊胜，很了不起，因为我毕业之后就跟随了李阳波师父，李阳波是一个奇才、一个天才，遗憾的是他早逝，大家也看了《开启中医之门》，能够到他那种领悟程度的并不多，我有幸跟随他，还有很多因缘，但是惭愧的是在我跟随卢师之前仍然还是糊涂的。说糊涂就是像刚才讲的，这一步走对了没有，心里面没底，没有定解，这步走对了那下一步怎么走呢？也不知道。所以这些年来我更深的感慨就是做医生有幸亲近扶阳这一法脉，不知道是多少世的福报。我们一上来就知道无论你是什么病人，我的方都是很清晰的，该干什么你都知道，目标就在后面。就是说这个大方是很清楚的，就是上午卢师所讲的立极，这个极已经立在那里了，每个人的极都立在那里，我们做医生的治疗就是每一个人都要迈向那个极点，去构建那个极点。因为只有这个极点有问题了，生命才会发生问题，所以每一个病人的治疗我们都是迈向极点，这个方式是不变的。大家说这样一个教导，这样一个教言，我们要用什么才能求到？可能大家认为是稀松平常的，如果大家这样认为，可能你就错过了，一定会错过！因为这个系统工程已经确定了这个目标，这个极点。所以怎么走都是有数的，你该怎么走，该绕弯走还是该直走。该怎么走的过程就是卢师今天上午提出的六经。所以我说系统工程的路径是什么，就是六经；而具体怎么去施工，施工的原则是什么，我尽量在下面再向大家报告。

以上就是我感到卢师这几十年对这样一个珍贵的法脉所做的贡献，这对医道来说是尤其重要的。下面我就这几点进行展开。有一些卢师谈到的我肯定会简略一点，但可能也会有一些重复。

我想首先要讲的就是构建生命的立极之道，这点上午卢师已经谈了，引了《老子·第十六章》里面讲的"夫物芸芸，各复归其根。归根曰静，静曰复命。复命曰常，知常曰明。不知常，妄作凶"。后面老子还有一句叫"知常容，容乃公，公乃全，全乃天，天乃道，道乃久，没身不殆"。我认为《老子·第十六章》这个教言确实是钦安卢氏这样一个法脉，在理上很珍贵的一个支撑。我们也都知道了，今天卢师讲了立极的问题，讲到归根的问题，只有归根才能立极，也只有立极才能归根，这是讲的一件事情。在大自然里面我们说"夫物芸芸，各复归其根"，我们看自然是怎么归根的呢？到秋天，尤其在北方我们就很清楚，我们说"一叶知秋"，秋天就开始落叶，枝头的叶子就往下落，这就是一个归根的过程。所以我们走进原始森林，谁去施肥啊？都是落叶归根，有一句诗叫作"落红不是无情物，化作春泥更护花"，这些落叶、落花等都归到根上，这个归根的过程又重新去滋养这个生命的源头。所以它是这样形成的，升已而降，降已而升，自然就是这样的一个过程。如果归根的机制在，我们就看到大自然会枝繁叶茂，会生机盎然。所以我们走进一片原始森林，我们就看到土地为什么这么肥沃呢？因为它有归根的机制。归根就叫静。

那我们人生的归根是什么呢？我经常讲人生的小归根，睡眠就是一个归根，所以睡眠很重要。对人来讲，睡眠就归到根上，睡眠的过程静不静呢？就像秋天一样的安静、寂静，就像我们这个会场一样的静，大家静了，不躁了就归根，静就叫复命。上午师父讲了，只有这个归根的过程静了，复命的机制才能产生，也就是生命可持续的这样一个机制才能产生，这才是生命的常态。知道这样一个常，你才能够明白，才会有智慧，才会讲原则。如果不知道归根，不知道复命，我们不能说我们对生命有智慧，我们认识的人生，我们认识的医学都要大打折扣。如果不知道这样一个过程那就叫"不知常，妄作凶"。如果能够归根，这样一个机制建立起来，就是我们谈到的"知常容"，然后"容乃公，公乃全，全乃天，天乃道，道乃久"，我们去品一品，"容"，包容。"公"是什么呢？我们讲天下为公，只有这个归根的机制建立起来这自然的法则就健全了，你才能够真正实现你跟天的合一，你才能够成为这个天下的公器，而不是私器，我们的个体是很有限的。我们过去讲"将有限的生命融入到无限的为人民服务当中去"才能怎么怎么样，对不对，实际上也就是当我们有限的个体融入到自然当中我们才有可能长久，而有限的个体怎样去融入到自然当中？就是一个归根的过程，因为归根了以后这样一个常态建立起来他就有容，他能够容纳天下，容纳万物，容纳天地精气，然后才是"容乃公，公乃全，全乃天，天乃道，道乃久"，这样一个次第，我们才能够与天地浑然一体，这个小宇宙才能够真正融入到大宇宙当中，这样一个生命才有可能长久。由此可见归根是何其重要，立极是何其重要，还有什么比这个更重要呢？所以说建立这样一个生命的立极之道的意义，真是非同小可，太大了。这样一个生命的方向确定之后，对于医生将意味着什么，我们可以细细去品味。而这个"极"，这个"根"在哪里呢？上午卢师讲得很清楚，立极于"坎"。在"坎"上面立极，怎么样去"坎"上立极呢？这是很大的一个问题。这是我们要通过今天的学习，通过听卢师上午、下午的开示要去细品的。

谈到理上的圆满，我更想引用的一个词语，是我这一次来之前在朋友送的一本《法华经》中看到的，这个词语一共八个字，我觉得可以很好地用它来表达钦安卢氏这个法脉，这八个字叫作"开权显实，会三归一"。这八个字本来讲的是《法华经》这一经书的主线、经书的核心。"权"就是方便之门，权宜之计，我们经常讲佛教是广开方便之门，这是从哪儿来的呢？就从《法华经》这里来。"开权"的目的是为了显实，把真实显露出来；然后"会三归一"，我们知道佛教里面至少有三乘，细分还有九乘。细细去品今天卢师所讲的这些东西，他就在提点怎么去"开权显实"，怎么去"会三归一"。目的是"归一"，但如何"归一"呢？这就是值得我们去学习、去研究、去品味的。所以大家一定不要期望卢师把所有东西都送到你手中，这都是假的。大家一定要清楚，作为一个医生，自己明白了才是真的。

禅宗有一句很重要的话叫作"说破是纸，悟破是金"，说破了就是纸一张而已，没什么。当师父什么都告诉你了以后你就完蛋了，而我们所有的，包括在座的很多人都希望这样。我跟师那么多年，从跟李阳波开始直到跟卢师，我也问问题，临床有些案例搞不懂时我也问，实际上我又没问问题，经常是到师父那里走一次，确实很远，不容易，也许一个问题也没有。师父也并没有看一个病就给你讲一讲，没有，那是爱惜你；所以为什么不让你抄方呢，现在师父也让我们抄方，过去的卢门是严禁你抄方的，只能看，为什么呢？就怕你抄方以后照葫芦画瓢，就害死你了，等你看明白之后就好了，那你看明白之后功夫就上升了，如果没有看明白，功夫是师父的，不是你的。所以我们不要希望师父什么都告诉你，你要去悟，什么都告诉你，那是纸，不值钱；当然，你也可以照葫芦画瓢，比如用今天师父讲的桂枝法治疗病人，下一个病人来了你也可以用，可能十个病人也会好五六个，但有三四个为什么不好你就不明白。如果你自己真正领悟了那就是金子，所以我们到这个论坛上，到这个会场来可能我们更多要带一些悟的心态来，而不是光想得到现成。带一份悟的心态来，带一份恭敬的心态、尊重的心态来。

我说卢师就在这里坐一坐，就算什么都不讲都值得大家来。程门立雪那么容易吗？不容易，何况讲了那么多，如果我们还觉得不满意，那我就不知道怎么说了。这是需要我们去悟的，卢师已经告诉我们"极"就在那里，立极就在那个"坎"上，但我们怎么去建立这个"极"，怎么去守这个"极"，怎么去化这个"极"，我们如何走到"极"上去，然后守住这个"极"，然后再去化这个"极"？所谓化"极"也是"极"化，真正的"极"建立了，归根了，立极了，师父说的"常"就建立起来了，生机就建立起来了，这就是化的功用。所以我们知道"极"以后，我们还得知道有建有守有化。这里面卢师就谈到了四逆法。我认为四逆法就是一个建极的法，实际上午卢师已经谈到非常非常细微的地方，现在师父流出去的方子肯定很多，大家都说师父保守，我不这样认为。如果大家认为师父都保守，那我看天下没有不保守的人；我们现在到医院去看病，多少医生写处方就是某某方加减，有几个医生是把所有的药都写到处方里面来，写到病历里面来？有没有？我们就秉承了师门的条案这个规则，大家去看，从我们所出来的病案，没有哪一个是从某某方加减，全部都是和盘出来的，如果说保守那我们就不这样了，我们说桂枝法，一号方加某某，二号方减某某就行了。我们的方子都是和盘出来的，只是因为不希望大家都成为照葫芦画瓢这样的医生，希望大家都成为金子，所以不能够事事都说破。

今天卢师实际上已经讲得很细微了，细微之处大家注意了没有？我们要在"一"上用功，"阴阳合一"，怎么去认识卢门讲的阴阳？很多人就讲，你们只是扶阳，你不扶阴吗？养阴应该怎么办？实际上午卢师已经很好地讲到养阴的无上法门，真正的四逆实际上是为我们养阴做了太好的准备，准备了太好的条件，"极"建起来我们才能守"极"，守极是真正的养阴。

我们看，师父经常在四逆之后要用填精的药，师父已经说得很清楚了，填精！什么叫养阴？《内经》条文讲得很清楚了，师父讲的"阳者卫外而为固，阴者藏精而起亟"。阴的作用是什么呢？是"藏精而起亟"。卢门用的是直接填精的方法，因为用四逆为填精扫除了障碍，下元有阴实，根上有阴实，那精怎么填？填到哪儿去？无处填起。

阴实不去不可能填精，我们只想到要养阴，说怎么你扶阳不养阴呢？何谓养阴？《内经》的名言，阴就是藏精的、起亟的，所以实际上四逆法这样一个次第你把握了以后，这就真正地藏精了。精都能藏，不养阴养什么？大家想想看，这个逻辑关系已经太明晰了。尤其师父说得很清楚，我们是在"极"上养阴，不是在"二"的层面、"四"的层面甚至"八"的层面养阴，因为在"二"的层面、"四"的层面、"八"的层面养阴就很容易产生流弊，甘寒很容易妨碍脾胃，妨碍护体。医生要做到有利而无害这是不容易的事情，所以古人为什么说"有病不治常得中医"呢？为什么讲这句话？就是作为一个医生很难把握利害，往往有利就有害，既然有利有害那就不治了，还等于遇上一个中等水平的医生，因为人的身体有自愈的能力。所以能够真正做到有利而无弊的境界，也只有到"极"上去，到"一"上去才能办到，这谈何容易啊？

所以实际上钦安卢氏这样一个法脉，他的阴阳合一，他的养阳，他的养阴，是真正体现了阳中求阴，阴中求阳。我们细细去品就知道它真正是"随风潜入夜，润物细无声"。不知不觉阴就起来了，精就起来了。不需要你去用六味地黄、知柏地黄之类，我们可以好好去品这个过程。

那么我们知道立极于坎，"极"这样一个法门实际上为我们确立了一切证治的极地，也为我们确立了一句话叫作"无问其病，以极为归"，我们可以这样理解这句话，无论什么病都以"极"为归，不管是什么病最后都要归到"极"上来；这是我们讲的，讲到底就是卢师他构建了生命的立极之道。这个立极之道对于人生有什么样的意义，对于我们作为一个医者有什么样的意义，实际上就确立了我们的方向。大家想想有方向跟没有方向这是一个什么样的概念？然后在确立了这个方向之后我们再来看第二个问题就是极地证治的系统工程，就是我们怎么样"无问其病，以极为归"呢？怎么归到那个极上面？我经常在感叹，我每次讲到这里的时候内心都有一种莫名的激动；以前的为医是比较模糊的，而现在的为医确实很明晰、很清楚，就是"无问其病，以极为归"，就是要走到那里去。师父经常举一个例子，他喜欢看世界杯，这个例子举得很有意思。他说中医就像足球，目的就是为了进球，有没有踢足球的目的是为了不进球？没有，目的就是为了进球，但怎么进球？它又有法又没有法，所以很多问题很难告诉你。我也是很赞叹师父不讲太多病案，因为讲了这个病案你就被这个病案所拘了，那个病人不像这个病案你怎么办？经常是法无定法，万法归宗。反正你只要明白我的目的就是进球，怎么进球真是运用之妙存乎一心。所以我们看到有些时候我们会把球往回传，甚至会传到你的球门外面，由守门员再踢出去，好像是倒踢。所以师父说中医走向"极"的这个过程就像踢足球这个过程一样，就是在不断地倒球。你踢给我，我踢给你，抓一个机会再进球，治疗的过程也是这样一个过程，所以说中医是一个系统工程；这个过程我们就能用"开权显实，会三归一"来描述，它确确实实是一个"开权显实"。我们看师父的方子有加一味，减一味，或者加多味，减多味。就是说这个"权"它始终在开，但他为了显的是那个"实"，最后为的就是归极，就是为了建极、立极、守极、化极，最后实现生命的自主。所以我们说在"开权显实，会三归一"的这个过程中，这个系统工程的路径就是六经；实际上钦安卢氏这个法脉没有离开《伤寒论》，师父的教导也没有离开《伤寒论》。

我经常感慨，如果仲景天上有知，会非常欣慰有这么一个法脉产生。伤寒门中有这样一些弟子，医圣那是真开心了。真正做到了在伤寒这个法脉里面，在伤寒这个门派里面"青出于蓝而胜于蓝"，我们经常讲钦安卢氏好像跟仲景没有关系，实际上一点一滴都没有离开仲景。他们可能超越但是没有离开，所以这样一个系统工程的路径，始终是以六经为依存的。

那么我们既然讲这是一个系统工程，"一"就是一个系统工程，"会三归一"就是一个系统工程，"开权显实"也是一个系统工程，而这个系统工程的路径就是六经。既然讲路径，当然就有先后次第，先后次第就成为要中之要。为什么我们球要打在左边，打到右边甚至又踢回来，这就是一个次第问题。我们应该先走哪一步？六经就决定了我们这个次第，实际上这个次第我们反反复复在讲，为什么？因为它太重要，它能够帮助我们在繁杂的万象中分辨出我们该做什么，我们当下该做什么。为什么《大学》讲"物有本末，事有终始，知所先后，则近道矣"。这句话我不厌其烦地讲过很多次，我认为师父这些年的教诲实际上也就是在强调这句话，不断地强调这句话。悟透了这句话你就真正明白了。因为你知道先后之后你就"近道"了，我一位修行的师父经常告诉我，一切要从够得着的地方开始，这句话我觉得跟卢师的教导是异曲同工的。就是你现在该干什么了，一个病人来了说了50个、60个甚至更多的症状，就把医生给搞蒙了。大家想想看我们是不是经常处在"蒙"的状态中，我们再扪心自问一下，为什么过去当医生很沮丧，就是经常在"蒙"的状态中，就是病人讲了很多之后我们不知道从何下手了。现在我们的路径清楚之后，知道先后之后，也就是说我们要先从够得着的地方开始。我们知道了先后，知道了什么是够得着的地方那就不乱了，就会忙而不乱，繁而不乱。大家想想看，我们能够不乱，就是已在治中了，为什么中医叫证治呢？治是什么？就是不乱的意思，医怕的就是乱，我们能够不乱，大家想想看这个医是什么滋味，那就叫作胸有成竹。对于一个医生，虽然不是每一个病人你都能治好，但你能够做到心里有数，以这种滋味来做医生，跟我原来做医生完全是两回事了。所以为什么说"师者人生之大宝"，没有师父这种提点我们不知道要悟到哪个猴年马月。

那我们怎么知道哪个在先，哪个在后，怎么去以六经为路径呢？我经常说我们施工的路径就是六经。那我们施工的原则是什么？就是仲景的"十二字薪传"，叫作"观其脉证，知犯何逆，随证治之"，这是后世辨证施治的源头，也是我们讲的证治工程的施工原则，我们把握了这"十二字薪传"，就能在纷繁万象中理出一个头绪，就能够做到不乱。所以一个病人来了之后，六经已经非常明晰地勾勒出了先后的次第，如果我们从六经说那就从太阳开始，所以有太阳的问题我们要先去解决太阳的问题，太阳解决了之后才够得着阳明，太阳还没有解决的时候，阳明是够不着的。尽管阳明很迫切需要去解决，可是你够不着。够不着你就拿不掉它，依此类推。这样辨证就很清晰，很明白了。所以我们始终要有一个先后的概念，先从够得着的地方开始，当我们细细去品味六经的时候，张仲景实际上已经帮我们把这样一个次第想得很清楚，所以在太阳病里面反复强调当有表有里的时候一定要先表后里，为什么？因为表没有解决你是够不着里的。所以为什么我们在临床上，在治疗上有那么大的差别，就是因为没有把握好次第，大家品一品师父最后讲的这个例子就很清楚了。

北京的这些大医，都是能起死回生的，为什么他们没有解决这个患者的问题，就是忽略了先后的问题，忽略了应该从够得着的地方开始。所以用了大量甘寒，甚至凉血、清血之类的药，但怎么弄也没有把这个热平下来。因为太阳在那里放着，太阳不打开，尽管阳明有热，你也没有办法拿掉它，所以这是很简单的一个问题，虽然看起来很复杂但是在我们这里它很简单。当这样一个发烧将近4个月的病人高热不退摆在你面前，你就用一个稀松平常的桂枝法，这是要有胆识，要有勇气的。为什么卢师敢用？实际上没有其他，就是在理上他看得透，所以说大家一定要在理上用功，不要急着在用上着力。理始终是本，用始终是末，只有本明了，本立才能道生。本没有清楚，理没有明，我们始终一辈子都是糊涂医，治好了不知道是怎么回事，没治好更加不知道是怎么回事；所以在这样一个紧急关头为什么能够用桂枝法，简简单单的十样药，卢师讲了桂枝、苍术、陈皮、茯苓、葛根、生姜、炙甘草……而且在第一剂药吃了两道的时候体温更高了，说老实话这个病人如果摆在我们面前，我们会不会认为搞错了。因为跟随师父的这个过程中有很多的病人都是这样，往往一个桂枝法经常守几个月，凭什么守几个月，这就是在法上面的定力，这个定力从何而来？如果没有理上的透，是很难做到的。实际上这个案例的启迪就是要我们去悟这个理；就是让我们明白，先的东西没有去掉，后的东西就没有办法去，就这么简单。做医一定要守住这一点，一定要搞清楚哪个是能够得着的，哪个是够不着的，这一点在《伤寒论》里面全有。

那么《伤寒论》里面更重要的是什么呢？就是师父上午讲到的，大家一定要注重《伤寒论》的六经提纲。六经的提纲就是六经的眼目，我们要想明了六经，要想弄清楚这个施工的路径，那你必须打开眼目，你的眼睛看得见你才能施工。所以我们要真正地明白六经辨证，一定要在提纲上、在病情上下功夫。所以钦祖就要我们"在伤寒六经提纲病情方法上探求，不必到他书上追索"。就是说学人要想真正能够达到精微之境界，你就在伤寒六经提纲病情方法上探求，不必到其他书上追索，这句话讲得很肯定，应该说这是钦安负责任的一句话。中医有那么多宝藏你都不用去追寻？这话是不是有点太过了？但如果我们细细去品这句话，其实一点也不过。很惭愧，我写了一本《思考中医》，可能很多人也在看，这个书又叫作《伤寒论导论》，这个《伤寒论》怎么去"导论"？我就是从伤寒六经提纲入手，就是谈了六经的提纲，当然还有六经的欲解时。但是我今天回过头来再去看那个时候对六经提纲的认识，很多地方又不是那么回事了，所以为什么说学无止境呢。我觉得六经提纲里面的韵味确实是无穷的，否则钦祖不会说你就在六经提纲病情方法上去探求就行了。难道真正这样去探求就能够致精微吗？确实是可以这样的。我们细细去品每一经的提纲，比如太阳的提纲"脉浮，头项强痛而恶寒"，整个太阳的信息就在里面了，提纲真是一字千金，悟透了真是金呐。师父就告诉大家，这个发烧了将近 4 个月的病人他就是根据一个"微恶寒"就断定病人为太阳证，所以可以说提纲不止一字千金，真是值得我们细细去品味。我们怎么去品味脉浮，怎么去品味头项强痛，怎么去品味恶寒，这些都是字里有字，义里有义的。为什么要用一个强，为什么要用一个痛，太多的疾病资料都已蕴在里面。我们说强就是硬，而这里单单讲了头项的强，为什么我们说伤寒的学问一定要在提纲病情方法上去探求，也许我们会问，只是这么简单的一个提纲有什么值得探求？传统的学问一定是要举一反三的，我经常说孔子算是诲人不倦，三千弟子，什么样的人，愚痴的、聪明的他都教，但是有一种人他也是不教的，尽管你提了十条腊肉去他也不教，就是举一不能反三之人不教。传统的学问我们要想在"一"的层面上明了，就必须举一反三，师父说了，你一定要想办法从一里面知道二三，甚至是七八九十。打开眼目干什么呢？打开眼目就是这个作用。所以实际上推而广之，凡是强的，一切有关强的，都跟太阳有关系，现在很多病人，很多疑难的病，像硬皮病等这一类的病不都是强吗？有些是内强，有些是外强，这都离不开太阳，都离不开寒，提纲里面确实韵味无穷，很多病的信息都在里面。

阳明也是，阳明就一个"胃家实"，就是三个字，更加值得我们去品，什么是胃家实，太阳解决了我们就要看阳明，阳明不通达，阳明的降没有解决，四逆还是没有办法纳下，归下。所以六经这个路径一定是要到阳明的，我们知道归极，但是我们不能够一步就到极上面，道路是曲折的。师父讲了桂枝四逆二法该添什么，讲了桂枝四逆二法能够驾驭诸法，凭什么驾驭呢？因为太阳主外，少阴主内。但是要从内达到外，这里面还有太多的过程，为什么师父讲要添，该添什么呢？该怎么去添？这就是"观其脉证，知犯何逆，随证治之"，该添什么添什么。

少阳也是，少阳是枢机，更加灵活。还有太阴，我这里举一些例子讲太阴。上午师父说了太阴的重要性，中宫的重要性，中土的重要性。它是我们复命或者说它是我们一切治疗的前提。扶阳这一个法脉为什么殊胜，殊胜就在这个地方，它时时照顾着太阴，很多法脉为什么很好，但最后不长久，或者起不到这个作用了，就是因为这点没有考虑好。尤其是师父举的结核病这个例子，太发人深省了，尤其值得我们细细去品味，卢门的深意在哪里？卢门治疗结核病不是一件困难的事情，它是很稀松平常的一个病，但是为什么这样一个稀松平常的病会成为中医的一个瓶颈呢？痨病是我们中医在历史上没有解决的问题，为什么最后留到抗结核药去解决？这是值得我们深刻反思的问题。

太阴很重要，我们可以看看太阴的提纲："太阴之为病，腹满而吐，食不下，自利益甚，时腹自痛。若下之，必胸下结硬。"太阴这一篇是《伤寒论》所有篇里面条文最少的，只有 8 个条文，总共 397 条，它几乎就是一个零头。可是如果我们认为它的份额最小，最不重要，那你就错了，恰恰相反，它是最重要的，因为它无处不在。这就真正体现了师父上午讲到的水土合德，世界大成。每每我在读到太阴这一篇的时候，那么少的条文，很感慨，很感慨，当我们细细去品它的每一个字，就知道它太有深意了。师父今天讲的水土合德是从深一个层面讲，我今天就从浅的层面讲一下。太阴称为湿土，什么叫湿土，土中有水才称为湿土，土中没有水它不能长

扶阳论坛④（第二版）

跟师学习钦安卢氏医学的体会

养万物，所以为什么我们要浇灌，植物种到土里面我们要浇灌，不浇灌就会干旱，因为土没有水它不能够长养，而水没有土更加不行，水没有土会怎么样？无以成其龙。我们中国的文化是龙的文化，什么叫龙？我们的风水讲龙脉，龙脉就是看这些山脉，看郁郁葱葱的那些山脉，那些山脉为什么会郁郁葱葱，因为下面都有水，这水怎么成的，土蓄之而成。所以水没有土去蓄之、藏之、养之，它无以成龙。无以成龙就无以生万物，化万物，长万物。所以水土确实要合德。太阴这篇尤其体现这个问题。太阴主脾胃，脾胃既为仓廪之官，同时脾又为谏议之官，知周出焉。这个就更加重要了，脾为什么能够作为谏议之官呢，谏议是干嘛的？在古时候有谏议之官，有谏议大夫，就相当于现在的中纪委，现在我们没有谏议这个官了，但是有中纪委，它可以体察民情，直达天听。就是我们的君主明不明，很重要的是靠谏议之官，然后有一个正确的方案出来，不至于酿成大患。

所以我经常很感慨为什么到了这些人要枪毙的时候才发现呢？一定是谏议之官出问题了，是中纪委出问题了，或者是省纪委、市纪委出问题了。所以我觉得如果出了这样的大贪官，纪委要同办。人家都贪到了一个亿，才把人家抓出来，贪一百万的时候就应该发现，就应该抓，谏议之官是知周之官，所有的事都应该知道，所以脾的这一官，太阴这一官太重要，就像身体之所以会酿成大祸，或有不治之症出来，这个太阴绝对要负责任。所以为什么会有肿瘤啊，好好的，哗，生一个肿瘤出来。再比如很多肾衰的病人，怎么可能肌酐都这么高了还一点不知道，最后去体检查出是肾衰。好多人是体检检查出来的，好多肿瘤也是体检检查出来的。本来谏议之官就应该知道，要发布出来，表现出来，但是不知道。我们读《易经》的经文就知道，臣弑其君，子弑其父，这个罪大不大？大，但是非一朝一夕而成，子为什么想杀父亲，臣为什么想杀君，看起来是很大的一个罪，但这些都不是一朝一夕而成，都是慢慢演变出来的；在慢慢演变的过程中你没有发现他，没有去阻止他，没有去谏议他，当然就会发展到那个结果。而太阴就应该起这个作用，所以太阴对我们的身体至关重要，为什么上午卢师反复强调这一点，在谈到立极，在谈到复命的时候，认为这个中宫、这个土是起到这样一个至关重要的作用，所以我们要研究，这是一个大课题，也可以说是现代科学的一个大课题。

现在得肿瘤的病人那么多，我们去看卢师，去跟一次诊，就会发现有时有一半都是肿瘤病人，我那里也是，有时三分之一是肿瘤病人，这样的病人太多了。而病人发现了肿瘤，西医"三板斧"一上，割掉了肿瘤，放化疗，如果肿瘤割掉没事那就没事了，要命的是很多还要卷土重来，还有复发。割掉容易，再来就不容易了，一个人经得起多少次割？所以最重要的是如何去防止它复发，如何去发现它，这就是谏议的作用。所以这个过程中脾胃中土是一定是要维护、呵护的，这是预防肿瘤复发的一个重大的课题。太阴病提纲告诉我们了很多，一个满，一个吐，一个吃不下，一个利，一个痛，这些都昭示我们太阴有问题了。有满，太阴就有问题；有吐，太阴也有问题；有食不下，太阴也有问题；有利，太阴有问题；有痛，太阴有问题。任何一个都告诉我们太阴有问题，我们当了很多年医生的人就很清楚，很明白。对照一下中西医，大家想想化疗的病人绝大多数要出现满，出现吐，出现食不下，甚至出现利，大家说是不是？所以化疗首先伤害的是太阴这个系统，首先就把谏议之官摧毁，为什么经历放化疗以后，很多病人都容易复发，我们就很清楚了，因为谏议之官被摧毁了，所以师父在处理这些放化疗的问题的时候，首先就是要呵护这个中气，开中，复中，保养中气，首先要病人能吃。

我这些年一直在说，中医是一门崇尚礼的医学，而西医是崇尚刑的医学。我们看它是不是尚刑的医学，把肿瘤割掉、放疗、化疗。见过放疗化疗，你就会觉得鬼子进村了，"三光政策"。因为形势没有办法避免，乱世用苛刑，所以实际上卢师一直是不排斥西医的，一直认为刑、礼是要并用的；从古到今，礼部和刑部都是并列，都是一品的大员，上朝的时候，礼部尚书在左，刑部尚书在右，不能说废刑而存礼，也更不能废礼而存刑。所以卢师强调有手术指征的，可以去手术，可以去放疗，他不排斥这一点，因为乱世用苛刑，肿瘤在疯长的时候你要想去控制它，可以借助西医，但是中医始终是第一选择。而我在师父那里看到的病人，凡是中医跟进和介入的，就是接受放化疗，副作用都几乎降到最低，甚至降到零；在化疗的过程中同样能够吃，能够喝，而不是那么辛苦、那么痛苦。在我这里，因为跟师那么多年，确确实实也感受到这一点，很多这样的病人到我这里来，他的化疗的副反应可以降到非常非常低，甚至不明显。之前来的时候不得了，确实就是太阴的症状都具备了，满、吐、利、痛、吃不下都出现了。而中医一上，副作用很短时间就减轻，甚至有一些人没有，有也很容易过去，不像过去那样。那么这个意义在哪里？我们从太阴就可以去品，它的意义太大。克服了太阴证，一定能够在控制肿瘤复发上起到非常大的作用。

扶阳论坛④（第二版）

跟师学习钦安卢氏医学的体会

这个是值得研究的，所以为什么在师父那里的肿瘤病人，我们去看，10年的、20年的，很多，而从他对于这一类病的处理，你始终看到对于中土，对于太阴这一块是呵护有加的，为什么？我想道理也在这里。

然后我们再细细从提纲去品太阴这一篇，看太阴这一篇仲景是怎么治疗的，非常微妙，非常巧妙。太阴这篇讲了两个法，哪两个法？就是桂枝法和四逆法，他没有讲"法"，他讲"辈"，四逆辈我们就可以理解为四逆法，然后是桂枝，桂枝是讲桂枝加芍药、桂枝加大黄，这是桂枝汤的变化，实际上也是彰显桂枝这一法。所以我们去品太阴这篇，你就觉得他就是在讲这两个法。他没有多讲，这是偶然吗？我想不是偶然，所以如果我们真想把这样一个珍贵的法脉，把钦安卢氏这样一个法脉学习好，伤寒的学习是不能丢的。我自己感到从钦祖到卢氏这里，在伤寒这一脉上已经到了化的境界，所以平时他没有口口声声地放在嘴上，但是你看他步步动作不离开，为什么说仲景称为"仲圣""医圣"？实际上我们看他的《伤寒杂病论》，他里面没有说经曰怎么样，《内经》怎么讲，没有一句是这样的，可是你看整个《伤寒论》，你就能品出他没有哪一点离开了，因为它已经化了。没有化的时候我们喜欢挂在嘴边，实际上化了就没有这回事情，他就是你，你就是他。

所以太阴这一篇告诉我们该怎样在中宫用力，我们看四逆法、桂枝法，我们就知道很重要的一个变化都在中宫里面，为什么桂枝汤能够变化成桂枝法呢？重大的变化就是在中宫上面，所以我们有术（白术、苍术）。所以四逆法也很重视术的运用，这个术（白术、苍术）绝对是重要的，如果我们能把握好术的运用，那就了不起了。

所以钦祖讲"余凡治一切阴虚、阳虚，务在中宫上用力。"这就值得我们好好品味，由此深入钦安。在临证上还有很重要的一个问题，也是上午师父谈到的中医的理法方药的问题，本来这是我们方剂学里面的概念，这是中医基础里面的一个概念，但卢门对理法方药的理解，还有我学习的体会，就觉得理法方药这四个字对医来讲是太重要太重要。我们经常说"行家一出手，便知有没有"，因为虽然这些年我到处讲课，但是今天这一讲却有些不同，昨天晚上我还跟夫人说，我说不知道怎么讲，心里很希望师父有事离开，这样我就可以放肆一点，随便讲。但是师父却坐在下面，那讲错了该咋办呢？每每我就会想起在童年时代的感受，小孩犯错以后远远看到了严父，不知道回去是要被打还是要挨骂那样一种心情。昨天夫人就笑我说，你还真有一点回到童年了，我说确实，是不是返老还童了，心里面就有这么忐忑。但是又觉得避免不了，又不知道是要被打还是挨骂，反正已经做错了事情，回去少不了责罚。

我的感受，理法方药不仅仅是我们在中基、在方剂里面会用到，它还有更重要的意义。经常有一些人问我，刘博士，你看这个病，用这个方行不行？为什么说你一讲师父就知道了你的斤两。为什么忐忑呢？就在这里。当你问这个问题我就知道你在哪一个层面。当你更进一步问，问刘博士治疗乙肝是不是用这个药，当你问这个问题的时候我更加知道你在哪个层面，所以说理法方药是衡量我们的医术在哪一个层面的重要尺码。当你还在考虑用这个药治某个病的时候，那你是在药的层面；当你说这个病我是用桂枝汤呢，还是用葛根汤，那你还在方的层面。当这些你都不谈了，可能你就在法或者在理的层面。这是真实的，因为我就是这样走过来的，过去我们就喜欢去说什么药治什么病，垂盆草治乙肝，五味子降转氨酶，那你是在药物这个层面；我们经常讲这个病应该用五苓散，那个病应该用猪苓汤，等等，那你是在方这个层面。所以执药不如执方，因为你还执在药上，都是药的时候你心里没有方，方比药就高了一个层次。而执方不如守法，守法又不明理，所以为什么卢师今天上午一直在讲理呢，就是真实的"老婆心切"，就真的希望我们不要在方药上面去执着，因为执着方药冲顶了，你也就在这方药的层面，这是很可惜的。所有的大师们都希望青出于蓝而胜于蓝，这样才有希望。卢师希望的也是这样，如果一代不如一代，中医肯定是完蛋了。所以我觉得卢师他敢担当，有些地方就超过了他的祖辈，这句话不好乱说的，乱说就大逆不道了。我认为卢师可以担当，因为从千法万法中提炼出来桂枝、四逆两法。因为学问之道一定要越做越简单，如果学问越做越复杂，从十法变成百法，变成千法，变成万法那一定是错的。道教讲的退步原来是向前，肯定是要从八退到四，退到二，退到一上，这个才是真正的进步。所以在这千法万法中提炼出桂枝、四逆二法是非常不简单的，以后做历史学的人会研究这一点。

所以大家一定要从药上面慢慢退到方，退到法，退到理上面，你能真正把理弄清楚了，你就不会再执着于方。真正是这样的，其中只要存了一个理，你就能信手拈来。所以我们经常讲这个病怎么调，那个病怎么治，睡眠怎么调，失眠怎么治，我们今天把师父讲的理搞清楚了，失眠一定没有问题了。所以我经常说我在临床上治疗失眠有非常好的效果，很少有没有效果的。为什么？因为这个理你很清楚，睡眠就是一个归根的过程，就是一个立"极"的过程，不能睡眠，这个过程就有障碍了，哪有一个什么方子，没有，所以我经常用桂枝法治疗失眠，立竿见影。

时间快到了，刚才就利用这么宝贵的时间，把我这些年来跟随师父的一些感受跟大家做了一个汇报，实际上也是向师父做了一个汇报，很惭愧，我也知道师父不满意我这个弟子，但是我会在今后尽力，更好地学习，也希望那么多热心我们扶阳论坛的人在这个论坛上能够真正有收获，谢谢大家！

孙永章： 刘老师的演讲报告非常精彩，可以看得出，整个500人的会场，在座的代表都在认真地听，细心地听，努力地听。不管你能听懂多少，你只要在听，就走进了我们扶阳论坛的殿堂。

我在开幕式当中讲到中医扶阳论坛在全国的影响力，讲到扶阳学派在当代的兴盛实际上是时代的需求，是中医发展的需求。在这样一个大时代之下，在这样一个信息爆炸的时代和这样一个东西方文化互相碰撞的时代，我想中国文化需要中医，中医更需要扶阳学派。

几年之前我就给刘力红教授建议，我说你应该成立一个中医门诊，或者类似的研究机构来担当起这个领头人的重任。今天我们看到，广西同有三和中医养疗中心（后更名为"南宁同有三和中医门诊部"）就是我们刘老师担当起历史重任的一个实践基地。我们在座的各位都知道，当代的歌星都有粉丝，说郭德纲的相声有"钢丝"，我想我们在座的各位实际上就是我们扶阳派的"羊群"。丝太细了，很容易断，我想我们整个群体，我们一个"羊群"就是一个学派，就是一种团结拧成一股绳的力量，所以我也希望在座的各位有识之士加入到刘教授担当的广西同有三和中医养疗中心来，共同推动中医学术的发展。

今天下午的课我听得非常兴奋，也确实非常感动，就像刚才刘老师说的，上午听卢师的课都感动得要流泪一样。为什么感动？为什么要流泪？我想就是卢师已经把生命的大法，把构建生命立极之道的大法告诉了大家，从理，从归根到扶阳，已经告诉了大家。我觉得刘老师讲的我确实听进去了，我不敢说我全听懂了，但是我觉得他提到的，说我们不要责成于卢老师、刘老师去告诉你一个方，告诉你一个加减的东西，因为这只是一个术的问题。如果我们明白了这个立极之道的大法，我们就可以朝着正确的方向前进。刘老师提到"说破是纸，悟破是金"，如果我们能从这个大法悟透中医扶阳学派的真谛，我想这才是根本。我记得大概在十年之前我曾经拜大成拳的第二代传人王选杰老师为师，当时他教我大成拳的时候也不告诉我怎么样技击，怎么样推手，都是到他的小四合院里面去站桩，每天晚上到那儿一站给你摆一个姿势，站着就不再说什么。当有一天我站桩的时候，他在安全静止的状态下突然给我一种技击的力量的时候，我在闭着眼睛的状态下，一种无形的能量完全就跟着师父过去了，这个时候我突然就悟透了，就是刚才刘老师所说的，跟师学艺的东西叫作"说破是纸，悟破是金"。我突然明白了中医的东西实际上跟你学习大成拳、太极拳是一个道理，所以我们在座的各位今天能够从构造生命立极之道的大法去研究、探讨，就一定能够登堂入室，终成大医精诚。

所以我觉得今天的报告确实非常精彩，上午的报告刚才刘老师已经进行了点评，应该说更加精彩，只是有一些代表听卢老师的口音可能有一些障碍，我们会务组会把卢师、刘师讲的内容一字一句地整理成文字的材料，尽快地出版发行，使更多的中医人受益。让我们全体代表再一次以热烈的掌声感谢卢师，感谢刘师！

当代中国有很多论坛，有高峰论坛、国际论坛等会议，我想如果我们在座的各位看到什么论坛比我们这个论坛更有吸引力、更有凝聚力，请告诉我，我一定去好好向他们学习，吸收他们的所长，使我们的论坛更加周到，也更有吸引力，谢谢各位！今天下午的报告到此结束，谢谢各位！

现代世界的古老医术——五行针灸

诺娜·弗兰格林 讲述　　瞿 艳 口译

刘力红（主持人）：各位领导、各位老师、各位同道，大家早上好！我们孙主任对扶阳论坛一直倾注了很大的心血，前三届扶阳论坛举行时，他都在中华中医药学会的学术部，去年他调到国际部了，才有这样一个因缘召开首届国际扶阳论坛，我们也就有了这个机会去请诺娜·弗兰格林。今天很荣幸由我来介绍我们的诺娜·弗兰格林，介绍她的法脉，我们昨天已经在讲到一个宗派、一个学派的重要性。今天我要介绍的法脉是一个针灸的法脉，虽然我对针灸可以说知道得很少，但是我仍然想来介绍这样一个学问，那就是五行针灸。

我对这个五行针灸的认识已经有一年多、将近两年的时间，这个法脉很特殊，我们给参加这次论坛的代表每人发了一本书《五行针灸指南》，这是由诺娜·弗兰格林著，龙梅女士翻译的一本书，我在上面也写了一个序言，大家可能都看了，这个序言就是我对《五行针灸指南》的一个认识，我觉得这个法脉是针灸这个领域里面很珍贵的一个流派。

自《内经》开始，针就是医很重要的组成部分，我们看《内经》中针的份额很大，但是，从我们当下来看，尤其我自己很惭愧，就是我对针道懂得很少，所以需要学习。

因为要为《五行针灸指南》这本书作一个序，所以我在反复读这本书，可以说我是读了第四遍之后，我才勉强把这本书的序写下来。我就感觉读一遍有一遍的收获，现在的书你要通读四遍，尤其对我来说，我的阅读速度很慢，所以这种情况是非常非常少的，但是读了以后确确实实感触很深，为什么说五行针灸的学问殊胜呢，就是说从五行针灸的这个角度认识人，确实它认识得很深刻，就是它对五行的判断不是在表面，不停留在你是什么证，而是深入到更深的人性的这个层面去判断五行。它很特别的一个地方就是认为我们人都是禀受五行之气而生，"天布五行，以运万类，人禀五常，以有五脏"。每个人与生俱来的有五行中主导的一行，这正是这个针法很特别的一个地方，对这样一个主导一行的判断、确定，也就意味着对我们这一生的认识进入了一种系统，就像我昨天讲的，一种系统工程。就是说这种针法一旦对人的主导一行确定正确之后，因为主导一行它决定了我们这一生的生命的盛衰，用它的行话就是说，主导一行与生命的关系是荣则俱荣，损则俱损。

所以实际上这一行决定之后，也意味着我们这一生就有了依附，就有了依靠，透过调节主导一行，就可以护持你这一生。所以说它是很殊胜的一个法脉，我也见证了很多，就是一旦在主导一行判断正确之后，针下去之后，确确实实像《灵枢》第一篇《九针十二原》中所讲的，犹拔刺，犹雪污，犹解结，犹决闭，真是有这样的效果、疗效。

因为从前我很少见到，尤其是很多内心深层的一些问题，尤其是我们这个时代，确确实实进入到21世纪，这种压力啊，这种心理问题，五行针灸尤其对解决这个层面的问题有其更殊胜的地方。

所以这个法脉是我非常想给大家推荐的，我们在第一届国际扶阳论坛把五行针灸推出来，我想是有历史意义的，因为这门针法实际上是源于中国，它的故土在中国，但是现在我们在它的故土里面找不到它，灭绝了，甚至连名字都没有，有些也是叫"五行针灸"，但它跟这个不搭界，这门针法确确实实在它的故土这里是没有了，它传出去了。由于一位英国的大师，叫华思礼，他在西方传授这门针法，也是历尽艰辛。为什么在首届国际扶阳论坛这里推出来？就是因为五行针灸的理念基本上跟扶阳学派如出一辙，这门针法从始到终都是强调阳主阴从，很奇怪，就是很像，确实它也像我们扶阳学派一样，虽然我们在这里能够得到大家的认可，但是出去以后很多人是不认识的，五行针灸在海外也是走得很艰难，因为也有很多人不认识它，甚至认为它是旁门左道。

但是我觉得以我自己的阅历来看，它是深和精致，是一门很了不起的针法，那么这样一门针法如果我们让它丧失在海外，我们知道了，我们不把它延续回来，我觉得我们作为炎黄子孙是有过失的，所以也是众缘和合，我们能够在首届国际扶阳论坛上面请到了诺娜·弗兰格林，诺娜是何许人？这就要从我刚刚提到一个英文名字说起，这个英文名字中文的翻译是华思礼，他应该可以说是西方传授五行针灸的初祖，第一位祖师，就是他把我们的针灸传承下来之后，集大成之后从他身上开始流布出去，传授到整个西方，欧洲、美国、加拿大……

我在2009年去美国讲学的最后一站，就是在一个五行针灸学院，所以五行针灸弘扬到整个西方，虽然很艰难，但是它在走。诺娜就是华思礼教授很重要的一个弟子，因为华思礼的一生，尤其是在他的后半生，他的晚年，就有一个很迫切的愿望，就是希望这样一个瑰宝能够回归到它的故土，但是他这个愿望当时没有实现。

而诺娜今天为他的导师，为她的师父实现了愿望，就是使这样一个珍贵的瑰宝回到它的故土。所以这一次诺娜也是非常地欣慰、非常地高兴，我们今天这么多人参加，实际上我觉得它应该是一个盛典，是一个把我们老祖宗失散在外面的一个瑰宝引进过来的一个盛典。就像我们现在很多有识之士，很多有钱的有识之士，到海外去收宝，过去的历史大家知道，我们很多珍宝都被外国抢夺、掠夺出去了。现在很多有钱又有良知的人，斥巨资把它们收回来，那我们今天实际上是引进一个更殊胜的宝，真正的这样一个针灸的法脉，如果我们真正深入进去，它一定是可以有益于中国，所以我们今天也确确实实怀着很激动的心情来向大家推荐这样一个殊胜的针灸法脉，也向大家推荐我们诺娜·弗兰格林，从我对她的结识，我认为她是一个了不起的人，是堪称大师的，从她身上看到她的人格、她的品行，她对病人那样的一种呵护，确确实实令我非常惭愧。因为之前我们把她请到南宁，在我们机构里面讲了七天，系统地传授这个五行针灸，然后也治了不少病人，在这个过程中使我感受到什么叫爱，也深深地令自己生起一种惭愧，就觉得自己对病人的态度，根本没有办法跟我旁边的这位相比，所以确确实实就觉得不论从针道、从人格、人品，诺娜都是我们的榜样。

实际上她算一个传奇医生，可以说她是半路出家，她40多岁在人生遇到了困顿，在她人生最低谷的时候碰到了五行针灸。她在一次舞会上碰到一位五行针灸师，然后就接受了一次五行针灸的治疗，这一次的治疗彻底地改变了她一生，就这一次的治疗以后，就使她从颓废、从最低谷里面"啪"一下打起来。她就说，这个针灸怎么那么有魅力，就这么一针下去，能够起这样的作用？大家看她的简历可以知道，她本来是剑桥大学毕业，就是学现代语言，以翻译为生，于是，因为这一次的针灸治疗，从此她放弃了她的翻译工作，然后就到针灸学校去学五行针灸，开始了她的针灸生涯。她今年75岁，她是40多岁开始接触，然后沉浸在五行针灸的海洋里面。

作为一个外国人，诺娜对五行的认识很深刻，确确实实就像我在《思考中医》里面讲的，如果你对阴阳能够朝于斯，习于斯，能够流离于斯，颠沛于斯，那你对于医道一定是没有问题的。那么她对于五行就是这样，她往往是从一举手一投足之间去判断你的五行，去认识五行，所以非常珍贵。

之后她又在伦敦开了12年五行针灸学校，来推广这个五行针灸，然后退休之后，她有一个愿望，说如果有来生，我一定还要搞五行针灸。所以从她身上、从她眼里、从她的字里行间，我是能够深深体会到她内心深处的那样一种道念，她是有道的念头，所以我非常荣幸能对她做一个介绍，对五行针灸做一个介绍，我想我们把更多的时间留给诺娜·弗兰格林，大家以热烈掌声欢迎。今天的翻译是我的学生叫瞿艳，她来自加拿大。

诺娜·弗兰格林：（汉语）大家上午好！谢谢刘教授！我下面要说英文了。（以下为汉语翻译）在我开始之前呢，我还想感谢另外两个人，两个我的好朋友，第一位是龙梅女士，感谢她为五行针灸所做出的一切，感谢她把五行针灸带回了中国，感谢她，还要感谢她这几天为我所做的翻译工作，感谢她为《五行针灸指南》的翻译，感谢她所做的非常好的、优秀的翻译工作，谢谢她。

我想感谢的另外一个人就是温蒂女士，她是我很久的朋友，也是我最早的学生之一，在过去的20年当中，她给了我很多力量，谢谢温蒂女士。

我想说的第一点，就是多么幸运、多么荣幸，今天我把五行针灸带回来了，带回到了它发源的地方，我们可以在《灵枢》或者《黄帝内经素问》当中发现，万事万物都是循环的、往复的，就像五行时时刻刻的循环一样。

我想从我的内心深处来谈论一下心这个脏，在中国的心脏，在中国的中心北京来谈论这样一个话题，这可能是一个天时地利人和的事情。我将带着喜悦来谈论这个心，这个心会带给大家很多很多温暖，心也是喜欢被爱的，它也是带着仁慈的情怀，去把这些东西都带给我们周围的人。

我发现了非常有意思的两句话，但是这两句话它们时隔了两千年。第一句话是来自《灵枢·本神》，是"任物者，心也"。第二句话来自苹果公司的总裁乔布斯的一句话，这里有一个非常有意思的巧合，我想刘老师在他的微博上也写过这句话，就是说在我不知道的情况下刘老师也写过这句话，所以我现在再把这句话给大家重复一遍。这是非常有意思的一句话，就是"请大家鼓起勇气去跟随你的心、跟随你的直觉，它们其实已经知道了你真正地想要成为一个什么样的人"。其实这里说的不是你真正地知道你是谁或者你是一个什么样的人，但是呢，你的心会告诉你你真正地想成为一个什么样的人，在这句话中隐含着命运的概念。

换句话说就是在我们每个人的生命当中都有一个目的，都有一个任务，这个任务对于我们在座的每一个人来说都是独特的，当我们明白自己生命中的那个任务的时候，我觉得要用五行把它表达出来，这就是我今天想要重点谈的问题。

在我谈论这个问题之前，我想对大家谈论一下五行针灸在西方的发展史，因此我今天的演讲将会分成三个部分，我希望我可以叫它天地人，当然可能不是非常地贴切。

第一部分，我要谈论一下，我是怎么发现，我是怎么和针灸相遇的。这是我个人的一个旅程。还要说的是我的个人旅程和五行针灸在西方的发展，我们做一个对比，做一个连接，就是五行针灸在西方是怎么样发展起来的，五行针灸又是怎么从我这里传播出去、怎么回到中国的。第二部分我想谈论一下到底什么是五行针灸。第三部分我想谈论一下为什么这么一种古老的医术，对我们现在 21 世纪的人们这么重要。

刘老师曾经说过，刘老师说的这句话是被翻译成英文的，是付海呐博士把它从中文翻译成英文，然后现在又要把它翻译回中文给大家听，就像是五行针灸的旅程一样，先到西方，然后再回到中国。海呐说，我们在古老的五行象征当中去发现、去再次发现古老的智慧，他还说，在经典当中去发现我们的智慧、我们的真理，我非常赞同这一点。象征的象包含了很多很多的真理，这就是不同时代的人在其中去发现不同的规律、不同的智慧。我觉得这就是我们传承的意义，我觉得传承的整个过程是一个活生生的、活泼泼的一个过程，所以传承的过程也是我们把新的思想揉进去的过程。我不确定今天我们所有在座的同仁是否都能够理解在五行当中有深刻的真理，隐藏着深刻的真理，我相信越深的真理它显现出来得越简单，大道至简。

在五行的深刻世界里，大约是 20 世纪 50 年代的时候，一个英国人旅行到了东方，也就是半个世纪以前的事情，这个英国人就在五行当中发现了这个深刻的真理，如果我们大家仔细地去阅读一下《灵枢》和《素问》，我们可以发现其实五行针灸的这个道理已经隐含在我们的经典《灵枢》和《素问》当中了，这位英国人就是华思礼教授。

大家可以看看下面这个五行针灸传承图，在图的最下面大家可以看到华思礼教授的名字，这张图有一些东西我觉得非常伟大，这么多不同支流从中国发源出去，看到这张图总是让我内心觉得非常自豪，我也将会出现在这张图上，龙梅女士也将会出现在这张图上，还有所有和我一起学习五行针灸的人，所有和龙梅女士学习的人，也许在座的各位中也会有人出现在这张图上。因为这就是我们所说的传统。总之，如果说我们面对这么强大的一个传统，我们总是可以感觉到一些危机，这强大的传统有可能会失掉它的生命力，如果没有足够多的人有这个勇气，想去把自己的东西揉进去，那么我们这个传统就会有传承不下去的危机，这需要我们有巨大的勇气去做一位先锋，去在传统的背景下去做一个先锋、做一个先导者。

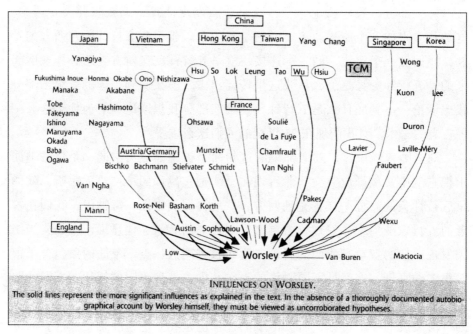

INFLUENCES ON WORSLEY.
The solid lines represent the more significant influences as explained in the text. In the absence of a thoroughly documented autobiographical account by Worsley himself, they must be viewed as uncorroborated hypotheses.

五行针灸传承图

我们有上千年的传统，如雨水一样淋在我们每个人身上，这些传统有可能会是我们身上的负担，在这种情况下，我们只好尽可能多地去肩负传统，在进入一个新里程的时候，我们的传统会遇到一些阻碍，或者是高峰在前面，不能通行。有时候我们要绕着走，我们要找方便，然后通过，一直到达我们自己的目标。当我们有勇气的时候，应该感到非常地欣慰，欣慰我们有这勇气去做一些别人都不敢想的事情，不敢做的事情。

我们大多数人可能更喜欢比较简单轻松的生活，如果我们仅仅是盲目地去追随一个道理或者一个人，这样的生活不用动脑筋，就按照你的老师或者是学校告诉你的那样简单地去做就行了。当我教学的时候呢，我教过非常多的学生，我经常希望有些学生，他和别人做得不一样，他总是跟我教他去做的不一样。有时候这些人也会让我觉得有些不安，因为他总是在挑战，他挑战我，其实就让我有新的思想产生，但是这些学生都是非常重要的，正是他们把传统继承下来，使其不致遗落。

华思礼教授就是一个能创新的人，他集传统之大成，开创一个新的学派。五行针灸的故事就是这么开始的。在一个宾馆里，在半夜，他闯进了另外一个人的房间，突然说，我找到了，我找到了！他找到的是什么呢？他就是找到了五行针灸里面蕴含的真理，这个真理就是我们每一个人都拥有一个主导的五行，这个主导一行使得我们和别人不一样。

华思礼教授去过世界各地，他的学术思想有一个核心就是我们每个人也都有一个主导一行，他就把这个思想传播给世界各地的人，我们可以看一下华思礼教授的思想来源是什么呢？我们可以通过刚才那张图看一下，他的思想来源其实是非常丰富的，他有非常多的师父、老师，他不太谈论他的这些老师。有一本非常好的书，刚才那张图也就出自这本书，这个书的作者叫皮特·埃克曼，我们可以看一下，在我之前，有多少个人共享了华思礼这个最后的结晶。

那我和针灸的相遇其实是一个传奇，可以说是非常神奇的一个机会。我和针灸的邂逅其实也和大多数看上去的巧合是一样的，但它实际上是巧合吗？这个相遇就把五行针灸传承的整个过程和我的生命结合在一起了，当时是我人生的低谷，我被邀请去参加在伦敦的一个聚会，当时我最不想做的就是打扮得漂漂亮亮地去参加聚会，我的一个朋友就鼓励我说去吧去吧，然后我就去了。在这个聚会上我刚好就坐在一个五行针灸师的旁边，在这之前我从来没有听说过针灸这个东西，我的父亲是一个西医，我在生活当中就习惯去看西医，习惯了西医的那套思维方式，当时看见人练瑜伽，我都会笑话他们，然后我就觉得那个瑜伽都很奇怪。碰巧这位针灸师他就跟我提起针灸，他说其实针灸不仅触到了身体还能触到你的灵魂和你的心。

我也不知道当时为什么，其实我就是听进去那一个词，就是你的灵魂，然后我就去接受了一次针灸的治疗。我知道的针灸只有一件事情，我知道的针灸就是针灸师把针扎到你身上，其实这是我从电视节目里看到的一个画面。那么当我躺下来的时候，当他要和我谈论一下我自己的时候，我觉得非常惊讶，他问到我个人的一些生活，然后问到我的困难、我的困境、我的家庭，问到在我的人生当中我到底想做什么，还有就是问我身上有什么样的疾病。其实他问我的病的时候感觉就是轻描淡写，感觉根本就没有他问及我个人的生活、我个人的想法时那么重要。给我做针灸之前他让我把衣服给脱了，这个我也觉得很惊讶，然后我又觉得接下来会发生什么事情呢？他就把针扎到我的背部，如果你看过我的书呢，就知道这个过程就叫祛邪的治疗，然后他就把一些针扎到我的手上，后来我才明白了，明白他在治疗我的"火"。第二天当我醒来的时候，我是完全不同的一个人，我以前对什么事情都不相信，很难让我相信任何事情，因为我以前是那么怀疑，所以那天早上当我起来的时候，我心里非常确定我是真正地变了一个人，我真正地感觉到不一样了。

这次治疗让我确信这个针灸治疗确实有作用，因为我以前不相信，因此这作用就跟我的信任没有关系。我感觉到我就像是从地上生出来一样，我特别想在草上走，我感觉就像那个春芽从地下长起来之后，长过我的身体，我的灵魂、我的心觉得完全不同了。

然后我一直跟我的朋友和家人说针灸有多好多好，所以我的朋友和家人都听烦了，听腻了。因为我觉得真的是停不下来了，我一直就想说针灸有多好，因为我平时讲话是非常快的，比现在讲话的速度要快5倍，刚才上面讲的是我是怎么和针灸相遇的。我遇到的这个针灸师以前也是一位西医，所以我有这样的一个误解，以为只有在学过西医之后才能做针灸师，才能学习针灸，所以当时我根本就没有想过自己去做一位针灸师，我只是在想如果能去学习学习该有多好。

一直到有一天，我遇见了一个人，他不是西医，他正在一个针灸学校学习，这个学校就是华思礼教授在英国的学校，那个时候我就想，我想学习这个东西。并不是因为我想做一位针灸师，因为我从来不敢看针，我也不想拿着针去刺任何人，去伤害任何人。我其实就是想学习一下我自己内心到底是怎样的，想通过五行针的学习了解一下我的内心世界。这大概是25年前的事情，那个时候任何人都可以学习针灸，没有那么严格的界限，规定谁可以学，谁不可以学。谁都可以学习，任何人都可以去学，我觉得这正是学习针灸应该有的一个状态，就是没有这些条条框框去框针灸，让针灸自由地发展。

现在我们总是在极力地去把针灸标准化，有很多条条框框去框针灸。但是今天我们要面对的是什么呢？就是我们每个人是不能被标准化的，因为我们每个人都是独特的，我们每个人都是不一样的、都是独特的，也就要求治疗我们的人也要用一个独特的方式给我们治疗。对我来说，学习针灸的时候是非常愉快的，那个时候没有人去看你是不是合格，你是不是有资格去学习针灸。尽管当初我其实已经有一大堆的文凭符合他们学针灸的条件，更重要的就是学校要求学生一定要有一颗仁慈的心，一定要有同情心，其实作为一个医者这个东西才是最重要的。

这样我们才可以从我们内心去感受，去为我们的病人着想，去感受我们病人的痛苦。每一次我们做治疗的时候呢，我们就希望直接和病人之间建立一种纽带，建立一种联系，建立从我们医者的心到病人的心之间的一种联系。在我学习的第一年，我就仅仅是认真地去学习，在我的印象当中我根本就没有想到有一天我会去做一个针灸师，但是我非常非常喜欢，喜欢学习的每一个瞬间、每一个时刻。我仍然还记得，在我上这个针灸学校的第一天，我们一位老师谈到心，我记得我告诉我自己，为什么以前没有任何人告诉我这么一个简单的事情，所以心可以告诉我们是怎么样和别人之间产生联系的，它也可以表现出我们是怎么样去相互爱戴的。

在那个时候其实我也不知道我自己的主导一行是火行，这个五行当中的火行就给我解释了为什么我生命中做了一些错事的理由，解释了我的生命中做对的事情的理由。

这里还有一句话，是在海呐博士的文章中看到的，我想这句话可能是来自刘老师的一位师父。这种古老的真理有一种传承的力量，使它的追随者在内心能深深地感受到。所以换句话说，就是当我们看这个图表的时候，它是怎么传下来的，传到我这里，又从我这里传给龙梅女士，然后从龙梅女士再传给下面的人，我们都是通过这种力量去传承的。

这种力量就像一种波浪，这种波浪将一直一直持续下去，让我们的旅行轻松、容易一点。每当我治疗的时候，我总是想起华思礼教授的声音。我仍然记得有一次，他来到我的诊室。我们当时安排了七位病人，华思礼教授来帮助我诊断，这七位病人都已经有很严重的问题了，他们很不安稳，在这种情况下，病人就需要比较长时间的治疗。华思礼教授并没有说这个时间太久了，我们可能做不到。他说我就和你在一起，当你去把这个穴位标记出来的时候，我在这儿等着，我和你在一起。这一次治疗我们其实扎了比较多的穴位，他还是那么有耐心地站在我的身边，当我在标这些穴位的时候，他也站在我的身边。在英国我们总是去标记这些穴位，可能中国

现代世界的古老医术——五行针灸

人找穴位更精准一些。华思礼教授经常说，要把这些穴位标记下来，因为当你去扎针的时候，穴位可能迁移了，那么标记之后你至少知道这个穴位旁边不要再扎另外一个针。当我在标记穴位的时候，他仍然站在我的旁边，当我扎针的时候呢，我一位朋友就看着华思礼教授，华思礼教授其实没有看病人，它其实是在点头，说这个病人已经好了，把针取出来吧，已经好了。这时候我心里就明白，可能这个能量已经转化了，这个能量要通过华思礼教授转给我，然后再转到病人身上，因为华思礼教授总是说我们是大自然的一个工具，并不是我们医者帮助了病人，我们就是大自然的一个工具，大自然通过我们去帮助了病人。

我们的手和手指只是大自然的一个工具，这些工具其实是我们要去训练的最重要的东西，我们使用这些工具的方式是非常重要的。触摸病人其实是治疗中非常关键的一点，当我们开始把脉的时候，你的灵魂的一部分，神的一部分就已经在和病人的神开始交流，开始联系。把脉就是一个比较好的方式，一瞬间，可能联系就会建立起来。

我们可以试着去触摸一个病人，就像这只笔触碰到了这个桌面一样。你把脉的时候也可以边把脉边想，比如下午去干什么啊，但是这个时候这个脉只会告诉你思维层面的事情，也可能有一点点也是来源于你的身体，但是这样的情况下你不会通过把脉去接触到病人的心、病人的神，当我们换一种方式，当你去用你的心去触碰病人的心的时候，病人是能感觉得到的。

当我们去把脉的时候，其实就是用我们三根手指去触摸我们的十二官，那么当我们把脉的时候，我们其实是在想十二官。我们的老师教导我们应该这样去把脉，首先把脉把的就是心和小肠的脉，当你把心和小肠的脉时，你就会对心说，心你今天好吗？小肠你今天还好吗？膀胱你今天还好吗？那么你把脉的时候你不会把这些话告诉你的病人，你只在心里问候，当你把这些话在心里问候的时候，你的感觉是不一样的。

我们每个人的生命都是非常神圣的，每个人其实都是有灵性的，不管你相信的是哪一个神，那么你的这一部分灵魂可能就是属于它的。我们应该使其与自己的灵性相通。最深的那一层是很难触碰的，你不要去碰它。我觉得这么一个治疗对于我们医者是一个荣幸。什么荣幸呢，就是我的病人容许我进入他们自己秘密的一个花园，这个时候我们其实已经从生理上的针灸进入到五行针灸。在五行针灸当中，我们扎针的时候，我们并不是

扶阳论坛 ④（第二版）

现代世界的古老医术——五行针灸

在想着它是一个生理上的针灸，是生理上的一个调节，扎针的时候，每一瞬间你都是在用这个针去接触、去触碰我们的每一个穴位，这个穴位里面就有我们的神在里面，所以我们用针灸去触碰的是病人的神。

　　当然我们可以用同样的针去扎同样的穴位，可能一种就是非常干脆的、生理层面的东西，当我们只是在生理层面去扎针的时候，其实我们已经否认了我们人的灵性是属于一个更大的神。当我们只在生理层面去扎针的时候，我们就否认了最深层面的东西。我们最深层的东西其实是最容易被压抑、最容易受束缚的。生理上的疼痛其实往往都是心理上或者在灵魂上疼痛的一个表现，我们现在就给大家一个休息的时间，大家都可以小小地高兴一下，去喝一点茶，再欢欢喜喜地回来。

　　（休息后）

　　诺娜·弗兰格林：我们继续讲吧。我觉得五行其实就是一个媒体。就是天怎么样去和我们人交流，然后我们人怎么去和地交流。天跟我们每一个人交流的方式是不一样的，我们人其实就是天地之间的那个媒体，用另外一句话来说，我们也可以说我们每一个人都有我们各自不同的使命。我们的使命把天和地结合起来。我经常会告诉别人我在电视上看到一个天文学家说的话，那天文学家肯定就是纯粹的科学家了。他说在这个巨大的宇宙中，我们人类在这个星球上生存、存在的几率是非常小的，小到这个机会不可能再出现一次。这位天文学家说宇宙就是为了人（man）而产生的，为人（man）而存在的。当然在英国我不能说宇宙是为了人存在的，在英国我必须说宇宙是为男人（man）和女人（woman）一起存在的。因为英国的女权主义很厉害，她们一听说宇宙是为男人（man）做的，那是不是就不是为了女人（woman）做的呢？她们就会反抗。

　　我是怎么看待"十二官"的呢？我觉得"十二官"就是五行的一个信使、一个使者。当我们真正去治疗的时候。其实我们在座的大家是通过每条经络上的穴位在跟我们的五行交谈。在五行针灸中，我们就是要找到每一个人的主导一行。我们可以用另外一个词，就是找到这个人的本质的一行，他体质的这一行。华思礼教授觉得这一行，其实就是我们每一个人身上的每一种疾病的主要致病因素。在英语当中主导一行的简写就是 CF（Causative Factor）。我们平时在谈论的时候，就经常会问对方，你的 CF 是什么？你的主导一行是什么？

　　如果我们去见一位五行针灸师的时候，他对 CF 这个词就不会感到陌生。因为我觉得它并不仅仅是疾病产生的主要原因，它也是我们的健康的主要因素。我们每一个人的那个特别的五行其实是指给我们一个方向，一个生命的方向。可能在座的有一些人就像我一样是火行，这是为什么呢，我今天穿着红色的上衣来，就是极力地想让大家笑起来。有时候这个也不太简单。因为我觉得可能在座的大家非常习惯于怀着一个恭敬心去听课，那在英国的情况是完全不一样的。五行中的火行是面对火的，面对南方的。我们是向往太阳的，我们是朝向太阳的。我们也向往温暖热量还有喜悦，如果大家不笑的话，我的心里会觉得凉凉的。（鼓掌）现在我感到一点温暖了，谢谢大家！

如果我的五行是木的话，我面对的是东方，是太阳升起的地方，是一切事物的开始。如果我是金行人的话，我面对的是西方，是每一天结束的时候（太阳所在的方向）。那如果我是水行人，我面对的是北方，就像北京，我面对的是寒冷、黑暗，还有很多隐隐约约的东西，藏在里面的东西。因为在冬天的时候，一切万事万物都是在土地之下的，除非你在南宁，那就不一样了。南宁对于我来说，感觉就像夏天一样。当我到达南宁的时候，其实已经是深秋了，快到冬天了。当时我还穿着凉鞋，因为那一天是我整年当中所经历的最热的一天。我想当时刘老师可能对我的健康有点担心。他怕我穿凉鞋会着凉。我内心是非常感恩的，就是先去南宁把我自己给热起来。既在身体上让我的体温高起来，还有在心灵上，也是把我给真正地温暖了起来。这个温暖来自刘老师，来自赵老师，还有所有的学生。

刚才我们还没有谈到土。土是中央，是五行之轮的中央。在我们原来用的针灸的图谱当中，土是在中央的，现在用的针灸的图完全是把土推出去了，所以说现在我们的土就是五行生克中的土。在五行针灸当中，每一个五行都有它的季节，这个土的季节就是长夏，我知道长夏还有一个意思，就是每一个季节的后 18 天也是土的所主范围。这个概念可能都没有在我们针灸的实践当中体现出来。就像当初我是学生的时候，我在学习经络走向的时候，突然发现胆经怎么又有另外一个穴位，这些零零碎碎的知识，可能让我们初学者有一些疑惑。我觉得自然的方式就是不要用条条框框把自己吓怕了。你越是把自己用条条框框框住，你越是框自己，那你自己的心就越是想逃出这个框框。

我们现在谈论一下胆，胆是属于木的。木是想要活动的。胆左右活动一下，就决定我可能需要另外多用一个穴位。我也不知道事实上是不是这样，因为胆经的穴位是左右跳的，像"之"字形一样，这是我的理解，大家可以参考一下。

我们已经谈到五行它所相应的方向是不一样的，东方、南方、西方、北方、中央。下面我们再谈一下五行的特质，它也是完全不同的。在北方生活的人就像水，他肯定会有一个完全不同的个性，他和从东方来的秉了很多木气人的个性肯定是不一样的。

我们可以通过感官去发现每一个人的五行是什么。我们在经典上可以发现，这个火是红色的，木是绿色的，这些我们都可以找到。那么，其实令人非常感叹、惊叹的，是这些经典当中说过的话，其实都是真的。

如果说我们在治疗一个水行人的时候，这个水行人的面色他带一点蓝色，我们治疗他的时候，就取肾和膀胱的原穴。你真正治疗一个病得当的时候，他身上产生的变化，可能跟我和大家说的一样，跟我第一次接受针灸治疗的那种变化是一样的。当我们治疗的时候，如果治疗的不是他们主导一行，那这个也不要紧，你的治疗也不会发生一些对身体不利的作用。我觉得所有的五行都是相互支持、相互帮助的。五行之间其实就像一个家庭一样，家庭成员之间是极力地相互支持和帮助的。如果我们找到主导一行并且对他进行治疗的话，这个变化将会是相当巨大的。

主导一行其实在生活当中肩负着很沉重的压力。这个压力其实是来自我们命运的重量。当我们禀赋到这个五行的时候，其实我们也接受了我们人生巨大的、最重要的挑战。它既是一个禀赋，既是上天给你的礼物，又是一个任务，你必须通过你一生的努力去完成它。如果说你的人生并不是过得像你本来希望的那样，这个时候你就偏离了你的天命，这个时候你可能就会生病。这个病可能是生理层次的，可能是心理层次的，也可能是你的灵魂层次的。

我来举一个简单的例子。有一个木行的人，木行人他喜欢去做一些计划，做一些决定。因为这正是木行人的职责，他的职责就是去安排一些事情、做一些决定。他需要很多的行动，很多的运动。因为木是主筋，我们身体上的筋。如果木行人失衡的话，那他对自己身体中想要运动的这个欲望就不会有认识，他就感受不到他需要运动。然后，他也不能够做一些计划和做一些决定。那么，这个人就不会生活得像他应该生活的那样。我们就可以看到生活中有很多人会酗酒，会去吸毒。因为他们不能看到，他们不能计划，他们不能判定这个酗酒和吸毒是非常愚蠢的事情。其实最简单的方式，我们想木行人的方式，就是想一想情绪，因为我们其实非常习惯感受一下我们周围人的情绪。所以说去感觉情绪是比较容易的。其实去观察人的肤色是比较困难的一个事情，我们要通过肤色去诊断需要一段过程，我们要训练自己的眼睛、眼神，对这个肤色敏感起来。

那么，除了肤色，我们还要训练耳朵去倾听不同声音的特质。我们必须得训练自己的鼻子去嗅一下，去闻一下不同的人身上的体味。我有一位几乎失明的病人，他去识别他周围的人，就是仅仅通过嗅觉。仅仅通过嗅觉闻其他人身体上的体味，他就能分辨出来这个人是不是安全，是不是他可以接近的。

在理论上讲，情绪我们应该是更加熟悉的。其实问题是有时候我们在别人表现出来这个情绪的时候，我们也有点识别不出来。每一个人其实都一厢情愿地觉得别人和我是一样的。那么，我想可能在座的每一位，在你们想别人的时候，就会想别人可能跟我一样的。我经常会听到人们讲，就是这样子，就是这样子，这听起来有点奇怪。其实每一个人和我们都是不一样的。有时候有些人的情绪可能让我们感觉不安。假如在你的家中有一个家庭成员经常怒气很大，那你可能在治疗的时候，在你工作的时候，你就会避免去看到你病人身上的木行的特质，怒的情绪。当我们想别人的想法的时候，我们这个思维其实是非常灵活、非常有选择性的。我们选择我们相信的思维，我们尽量避免去想让我们不安的事情。这是我们大家的一个共性。

作为五行针灸师我们其实应该非常了解我们自己的弱点。突然有一年我就发现，我怎么没有那么多木行人的病人呢？我才意识到是因为我自己对木行人的怒是有点怕怕的感觉，因为我母亲就是木行人，我母亲愤怒的时候总是让我非常害怕。在座的一些人可能觉得火行人是比较难接触的，因为火行人总是想给这个针灸师一些什么东西。然后有些人其实并不想让别人给他一些东西，他不愿意接受，所以他就推过去说不要给我东西。如果你是水行人的话，这个情绪就是恐，那么你不想表露的第一个情绪就是恐惧。

其实在动物身上，当动物受到限制，或者是陷入困境的时候，动物不会显示恐惧，它所显示出来的就是攻击。作为一个五行针灸师，你可能会觉得水行人的攻击性会非常令人害怕。那么，当我们面对病人的时候，我们就会想，到底这个病人让我感受到了什么，他给我的到底是一种什么样的感觉。如果说我们觉得被一个病人吓到了，或者面对病人的时候我们觉得有一些害怕，或者是觉得紧张，那肯定是这个病人自己在害怕，或者是他自己有紧张的情绪使得我们感受到了这一点。

如果病人感觉到一些温暖，但是温暖当中又感觉到一些害怕，那这个时候，可能就是针灸师他自己是火行人，但他的火是不平衡的。如果一个五行针灸师突然间觉得非常的悲伤。那也许是你所面对的病人身上带的悲伤来感染了你。

土行人的需求是非常复杂的。土是在中央的，我们可以说土是阴阳都有的，有趣的是，胃经的经络是唯一一条阳经的经络通过人体的胸腹的。胃经的经络下去的时候是通过我们的乳头的，这个乳头对于女性来说是最阴的一个部位。所以土行人其实他不是真正全部的阴，也不是全部的阳。

我们可以看到其他的行，比如火行、金行，你可以完全判断出，火行就是阳，金行就是阴，完全可以判断出来。这个木行肯定是阳，是一天或者是一个季节，或者是一年的一个开始。火，那么我们在座的都是扶阳派，肯定是阳的了。土是又阴又阳，当一年转化要回归的时候，这个转折就是土。我们先看在这个木当中，春天是开花，盛夏就是完全的纯阳的状态，盛夏过后，果实从树上掉下来这就是阴。土是去把季节拉向阴的状态。我们想任何的果实是向上走的吗，不是向下掉的吗？每一种水果都是向下长的，那么，在座的有没有人知道哪一种水果是向上长的，我知道，是菠萝，菠萝是向上长的。果实的重量把果实拉向地，当果实成长的时候，初期的时候可能看起来是向上长的，但当果实长大接近成熟的时候，其实是掉下来的。我们看现在到了金秋，在秋天的时候，果实都是向下掉的，这个时候在秋天我们也可以看到大自然最美丽的色彩。在整个一年当中秋季是最漂亮的。但是秋季不像春天一样，秋季是非常短暂的。接下来我们就到了纯阴的冬季，在冬季的时候，万事万物都是伏藏起来，这个伏藏的特性是所有的水行人共有的。

我觉得我们每一个人所禀的五行，就像我们每个人身上的DNA一样。我们禀了一行的主导，但是其他四行在我们身上都有。有些人可能他本来自己是一个木行，但是他有一些金，有一些水掺杂在里面。那么，金和水就会对原来的木行造成特殊的变化和影响。在这个情况下，就比较复杂。因为你有一个主导一行，然后有其他的几行在里面掺和着，这个时候很难分辨，到底哪一行是主导一行。其实这个差别是非常微妙的。

当你决定要做一位真正的五行针灸师的时候，你需要很大的勇气。因为你要去习惯很多情况下，你根本就不能确定的这种状况。现在你可能会简单地觉得，如果一个人非常喜欢笑，那你就觉得这个是火行，可能见到一个人有红红的脸蛋你就觉得是火行。这个时候你就开始治疗他的火，这个治疗其实就只是选择火这一行上面的穴位。后来你就发现这个治疗并没有多大的效果，这个时候你也有可能进一步地骗自己，看不到也没有意识到没有变化的这一点。因为当你错误的治疗一行的时候，这个治疗其实有时候也是有一点效果的。那这个时候其实你真的是没有感觉到你已经走进了这个人，已经触及到这个人的关键点。那么，当我不确定的时候，这种情况是经常发生的。那么，在几次治疗之后，我就会问这个病人有没有任何变化。如果说他们自己没有感觉到任何变化，或者是从我这边看，我没有看见大的变化的话，那我就会问他们，你愿意再给我多一点的时间和机会吗？因为现在我可能有一些东西，有一些关键点并没有掌握到，这个时候没有一个病人会说不。

当我说这些话的时候，他们是非常高兴的，因为我在准备更好地治疗他们。在大多数治疗当中，包括我们一般普通意义的针灸治疗。如果这个病人没有好转，那么这个医师可能就倾向于抱怨一下我们的病人，并不想把这个责任自己肩负起来，不想把更好治疗病人的责任自己肩负起来。

我从来没有听见任何西医大夫在胡说，在告诉一个病人说我什么都不懂，我真不懂该怎样治疗你。因为这个西医学的思维就是让医生自己感觉到我知道，我什么事情都知道，都了解。要不然整个科学的大厦就会被摧毁。他们去发明越来越多的仪器，让我们无形的世界变得有形。但是，任何的仪器都不会把我们的灵魂给看清楚。我们五行针灸其实就是去触碰我们五行当中的那个神性。其实在有形当中我们可以看到一点点五行彰显在面色上，彰显在肤色上。我们去听一个人的声音，去闻一个人身上的体味，我们也可以去感觉一下，从情绪上感觉一下，其实每一个人最深层次的灵魂这一部分是很难去触及的。这是对五行针灸师很大的挑战，每天都有很大的挑战，除了我们去看、去闻、去听、去感受之外，我们很难去触及人的深层次，触及灵魂的深处。所以说这个工作是非常有挑战性的。有些人可能觉得这个工作太艰巨了，他们喜欢干一些比较确定的工作。习惯于看一看舌的颜色，然后去学怎么组合一下针灸穴位，并不是去把人当作一个独特的个体去思考。

那么，五行真正给我们隐隐地指示什么呢？提示到我们每一个人都有一个非常独特的天命，独特的命运，这就要求我们五行针灸师以独特的方式去治疗。所以说你不可能在一个时间去治疗两个病人，在治疗当中我们只允许一个病人和你在一起。若不是要教学的要求，我们在自己的工作当中，其实你见每一个病人都是一个一个去治疗他们的。我也是单独和我的每一个病人去治疗，我们对病人做出的诊断，其实也是一个连续的过程。开始的时候我会跟病人交流大概一个小时到两个小时。通过这些时间，我就会了解这个病人的一点点。其实你可能需要花很长的一段时间，让病人对你敞开心扉，显示出他们真正的自我。作为一个针灸师或者作为一个医者，仁慈心或者是同情心、怜悯心是非常重要的。可能是从第一次电话交谈中，我们仁慈的旅程、我们治疗的旅程就已经开始了。我认为电子邮件其实并不是很好的一个方式，通过病人和医者进行交流，在治疗之后，在已经了解这个病人之后，你再用邮件去沟通还是可以的。

现在我们就举几个例子，举几个名人，我们看一下这些名人他们五行的属性是什么。

有一个木行人的例子就是美国前总统小布什，在"9·11"事件之前有一个非常显著的时刻。当小布什他听到飞机撞了双子大楼就完全失去了控制，他根本就不知道该做什么，完全没有计划。当时他在教室里给小孩子读故事，他看上去非常的不安和不知所措，他不知道下一步该怎么做，紧急时刻他不知道下一步该怎么办，他没有任何的计划也没有任何的决定。不幸的是他提出的计划其实是非常死板的，不是灵活的计划。他在这种情况下直接计划，不容许任何人去改变这个计划。

下面我们谈论一个开心的话题，就是火。我们大家知道非常著名的钢琴家郎朗，你看郎朗，不管他在弹琴的时候，还是他说话的时候，他都是完全投入的那种状态。他喜欢让每一个人高兴。他总是在笑，总是会笑。还有一个例子，这个火可能是比较安静一点的火，我想大家都知道田径百米栏赛跑的刘翔，他应该也是火行人。

下面我们来谈一下土。我知道玛莉莲·梦露就是一个土行人，美国的前总统克林顿也是土行人。当我们看到玛莉莲·梦露的照片的时候，其实玛莉莲·梦露她在渴求，要求得到照顾。当她非常有需求感的时候，她会把人拉向她。玛莉莲·梦露就是需求感非常强的人。克林顿是非常喜欢去拥抱整个世界的，他喜欢处在世界的中心。

65

再举几个金行人的例子。著名的导演张艺谋的眼睛是一双非常悲伤的眼睛。金行人他们不太喜欢有很多的动作，总是非常的安静。而且面容，还有细节都是非常讲究的。因为金行人总是希望成为完美主义者。所以张艺谋是金行人很好的例子。还有一个金行人就是南非的总统曼德拉先生，他身上也是非常明显地看到一些金行人的特质。

最后一个是水行人，第一个就是英国的足球明星小贝，贝克汉姆，然后是姚明，中国著名的篮球运动员，姚明总是把自己藏起来，我们都不知道他在哪里，发现不了他在哪里。很多著名的人都是水行人，因为水行人的进取心很大，他们有很强的意志，如果水想到哪里去呢，谁都阻挡不了，谁要阻挡他，他就把谁给淹没。表面上看水行是最柔弱的一行，有意思的是，其实水行是最强的一行。

我现在来谈一下火，我是火行人。我觉得这个对于今天的这个会议也有很重大的意义。华思礼教授他也是火行人。华思礼教授每次上课的时候，都是开很大的玩笑。然后整个屋子就被华思礼教授给温暖起来了，就像阳光往下播洒一样。我不善于开玩笑讲笑话，但是我很善于和人交流，这也是火的一个非常重要的特质。当我看不到你的时候，我心里感觉是比较困难的。在我讲课的整个过程中，我的眼光总是在整个屋子里扫来扫去，就是发现对我微笑的人，当大家给我鼓掌的时候我是非常高兴的。（掌声）谢谢！

那么，第三部分，我们就要讲，为什么在当今21世纪，五行针灸这个概念、这个理念是这么的重要。我们当今的社会用五行的角度来看就是金行，金行这一个行，就代表它是完全已经失控了。金就等于价值。在当今的社会我们一谈到价值的时候，就联系到钱。但是，真正的金，真正要去珍视的其实是我们的灵魂，而不是钱。整个世界已经失去了这种判断的能力，要判断什么才是真正最重要的、最有价值的东西。当我们看电视的时候，电视里讲到的其实只是关于钱的问题。尤其是在英国有很多关于财政，关于钱的问题。在当今的中国也是，当你口袋里有很多的钱的时候，我们都不知道用这些钱去干什么了。因为整个世界的价值观都已经不对了。很有意思的是，当我们走在街上，街上的人拿着手机在交谈、在谈话。他们在谈话的时候，他们和街上其他的人，和他周围的人，已经完全都失去了联系。他就是完全和一个金属的机器在说话。再加上我们家里的电脑，我们也可以看到人们拿着 ipad 走来走去的，他们只是去跟他们很遥远的人去建立一种联系，去交流，而在这个时候，他们往往忽视了他们身边的人。这种情况就是一个非常非常危险的情况，我们的灵魂到了一个非常危险的、自己把自己隔离起来的状态。

在座的各位，我们必须把我们的精力集中到我们的心灵上面来。这个时候我们才能真正再次建立一个传统的中医，这个时候我们的传统中医才能再一次获得自己的灵魂。

其实我们几乎是要丢掉了这个灵魂。因为现在的西医势力很大，他们不想让我们有这样一个方式方法，或者是有这样的一种医术，不花多少钱就能治病。我在这里向大家道歉，我看到表了，只有一分钟就要下课，我要再说一句话，这是温蒂告诉我的一句话，我觉得非常好，我想带给大家。她说她的针灸老师告诉她一句中国的谚语："道者，智者行之，愚者佩之"（《素问·四气调神大论》）。所以说请大家不要做愚者，一定要做个智者，把我所讲的话都化在心中。你可能以后不会去做五行针灸师。但是，你学到越多的五行内涵，你可能越会理解我们周围的人。我们整屋子的人，就算只有一个人能把我所说的话，用他自己的方式去理解一下，去化在心中，用在生活中的话，我觉得我这次讲话就是值得的。谢谢！

瞿艳： 最后诺娜要谢谢我给她的翻译，我也谢谢大家！

刘力红： 我也非常感谢大家！为什么感谢大家？因为我整堂课都在下面听，我也觉得这是蛮困难的一课，不容易的一课，但是大家都坚持下来，而且都很积极，所以确确实实让我非常感动的是大家能够在这样一个氛围里面去听一些很陌生，甚至是不理解，甚至是你不认同的一些东西，所以非常感谢大家！诺娜老师确实给我们上了一课，我自己的感受是这一课也是需要我们花一生的精力去感悟的一课，可能不是我们在当下就能感觉到的，可能是对人性的判断和理解，可能我们要重新开始对人深层次的理解。下午龙梅老师在杨院长之后会有一堂课，我在那个时候可能会顺带谈谈我的感受，因为现在已经到下课的时间了。我们一方面感谢诺娜老师；另一方面，我在下面看到，我们在听瞿艳翻译的时候，也是很享受的，虽然她不是火，但她始终是以一种令我们非常舒服的笑脸在给我们翻译，我们同时报以热烈的掌声感谢瞿艳！好，再次谢谢大家！

道法自然，因时制方

杨志敏

孙永章（主持人）： 各位代表下午好！我们今天下午有两场讲座，第一场讲座特别邀请广东省中医院副院长杨志敏教授给大家做特别报告，大家鼓掌。

杨院长是师从我们上海的国医大师颜德馨教授，在扶阳派的影响之下，最近几年她也在扶阳方面做了深入的研究。广东应该说也是中医学术的前沿，广东省中医院也是全国中医医院的学术带头机构。应该说这些年在学术研究方面，他们的院长、副院长、科主任都进行了一些学术前沿的探讨，并且在院内举办各种沙龙，学术思想非常活跃。杨志敏院长作为我们这一代从学院派出来的中医，长期在公立医院从事临床研究。应该说由于我们一些体制的限制，中医在一些三甲医院的发展受到方方面面的影响。我跟广东省的一些中医接触比较多一些，应该说他们对当代学术的一些热点问题，还是走在全国前列的。近几年杨院长通过接触一些不同的学说，尤其在国医大师这样一些老师的带动之下，她的思维以及她对中医的深刻认识都是我们这一代的佼佼者，今天下午她将就"道法自然，因时制方"做一个精彩的报告，大家再一次鼓掌欢迎。

杨志敏： 尊敬的刘老师，尊敬的各位前辈、同道，大家下午好！其实我今天坐在这个位置上是挺有压力的，因为在座很多是我的前辈，但是我觉得应该把这种压力变为动力。这几年确实是得益于各位前辈老师的帮助、带领，让我走出了一些困惑，我就以我自己为个案，把我临床思维的改变给大家做一种交流，也希望大家给我一次受批评、指教和教育的机会。因为我觉得同样是学院派出来的，得益于广东省中医院从 2001 年开始聘请了很多名医、国医大师、一些独特门派的同仁到我们那边带师查房，让我从思想上发生了一些根本改变。特别是我在 2001 年跟师上海的颜德馨老师，颜老让我看到了中医的希望，看到了我们中医可以用四两拨千斤的办法来解决很多疑难疾病，一个大将之风就呈现在我面前，所以，让我重回中医之路的信心就越来越足。同时更多的机缘巧合，让我感觉到一些困惑的问题解决不了，特别是我们在疑难重症解决不了的时候，我有幸见到了李可老师，见到了卢崇汉老师，见到了刘力红老师，见到了扶阳学派，见到了以纯真、纯朴的中医学派为主体的大家们，然后在我们治疗疑难疾病当中引起了很多思考。在这个过程中我就想了，为什么我们以前的学院派，甚至我当时已经从事了十几年的中医工作之后，还有很多解决不了的问题呢？我觉得那个时候我们主要是不明理，就是不明白中医的道理在哪里。我们学习的时候，可能更多的是根据诊断学、内科学，这样一个病一个病地看，而没有把中医放在一个很好的古代中国文化的继承基础上看，没有把人与自然结合起来去看我们人体的疾病，对人体出现的问题不明白。所以很多时候我们见病治病，见热清热，见寒祛寒。所以，可能有些时候、可能某个时间我们的用药是有效的，但是更多时候我们甚至是给病人带来新的问题，最简单的一个发烧感冒，我这几年就体会最深。

那天我在主持院内一个查房——现在我们的医院里面经常要组织院内大会诊的——就是发热原因不明。这是一个很简单的症状，但是它产生的问题从整体观来看是很复杂的，到底是气机的升降出现问题，还是出入出现问题，还是脏腑的平衡出现问题，其实里面是有很多问题要去解决的。

我那天刚好去查的是一位什么病人呢？是一位70岁的老人。他是多次的脑梗死，我们发现他的颈动脉已经栓塞了，他也做了支架手术。这个病人已经反复多次在别的医院就医，同时发现他有垂体瘤，之后发现他又是发烧，又是怕冷，一派这种寒热错杂的现象。西医检查又说他是肺炎。肺炎的话很多医生会说用清化痰热这种方法去处理了。我提出第一个问题就是说，这种病人的状态跟普通一个相对没有基础病的肺炎病人的状态一样吗？他疾病症候的背景一样吗？假如他的背景不一样，导致发烧的原理就不一样。所以我对下面的医生说，同样在内分泌科，你经常见到合并很多感染性疾病的病人，你能不能把他发生感染性疾病的时候，他的状态是什么样的，把他的脏腑、把他的阴阳的问题先搞清楚，然后再处理他发烧的原因。我觉得这时候你明了理，才能去处理它。所以，我们很多时候是在这种模糊之中去走的，但是实际上是走不出一条路来的。这几年在这些老师们的带领跟指引之下，我学习了几本书，确实觉得对我非常有帮助。一个是郑钦安老师的书，一个是《四圣心源》，一个是《圆运动的古中医学》，让我去明白这个理，我觉得起了很大的帮助。所以等一下讲我的感悟的时候，我会跟大家一起去复习一下我们在生理状态、病理状态下，人体是什么样的。刚才我说的这几本书，每次出差我是必带的，为什么呢？因为出差的时候我坐飞机，在候机的时候，更有心思停下来，把前面那段生理篇、元气篇好好再复习，那两本书都画得花花绿绿了，但每一次看，我又会有新的感悟，然后在旁边又去注解一些。现在有临床上解决不了的问题，可能我通过这个原理篇的基本的东西，我又得到新的答案。

最近我在广州看了一批病人，是什么呢？大部分是汗出、眩晕，然后烦躁，我就觉得怎么突然间汗出的病人那么多呢？后来这两次我在飞机上看书，我就感觉到可能第一个是疏泄太过，本来这个精气该收了，但降不下来，因为广州应该是星期二晚上才下了场雨，这场雨才带来秋天的凉气。在星期二之前那几天，都是三十几度，像夏天一样热，受环境气候的影响，导致了一群人本来该很好地收降精气，但收降不了，本来应该很好地藏，但没有去藏，所以一系列平常看不到的症状就出现了。那么这种症状的出现，我们能够单纯用原来的方法去解决吗，还是要结合现在这个时间、这个时令矛盾的问题去解决呢？所以说我就觉得我每一次看，我都会对生理现象、对病理现象进行思考，我下一次再遇到病人这种现象的时候，我用的法则可能就会不一样了。

所以我为什么用"道法自然，因时制方"这个题目呢？我就是感觉到我看了这个《圆运动的古中医学》和《四圣心源》，还有郑钦安老师的书之后，我明白了阴阳之间是怎么转化的，阴阳之间是怎么随着节气转变的，然后我只要把这个东西握在我的手中，放在我的脑海里面，我每见一个病人，我都把他放在这个圆运动里面，看看他是哪些地方出现问题了。我是这样走过来的，所以，我也想把这种方法跟大家一起探讨。有对的地方，也有不对的地方，不对的地方刚好有这个机会，请前辈们帮我指出来，让我少走弯路，不用接着错下去。

所以我今天确实是带着压力来的，也觉得是一个很好的把问题暴露出来给前辈指点的机会。我今天主要想从三个方面内容跟大家讲。

第一，我们一起来复习一下存在于自然界的圆运动。

第二，我们人体是如何效法自然界的运动变化的。

第三，我以一个病种——失眠来带出我们所看到的现象，我的思维、想法和思路。因为我这几年大部分在研究失眠，而且我发现失眠是很多疾病的结果，是我们脏腑失衡、阴阳失衡、升降失衡的一个结果。所以我在治疗失眠的时候，更重要的是协调人体的升降出入平衡，去解决全身的整体问题，从而获取效果。

我们很容易就看到我们所感悟到的春夏秋冬这种变化，刚好今天我们在北京，这种金秋的感觉还是很明显，树叶黄了，然后落叶要归根了，但是广州这个时间还没有到那种状态。而去年我刚好四五月份到洛阳出差，我去看了洛阳牡丹。在看牡丹的过程中，我有一种很深的体会，就是说可以用非常华丽来形容它，感觉大自然太宠爱牡丹花了，把所有的色彩，最华丽的地方都让它得天独厚地呈现出来，我就想了，为什么洛阳牡丹在中原这个地方盛开，而不是在广州，也不在北方呢？是由于它得什么之气，而能够在这个季节里盛开？我觉得是否由于河南中原土之气的生发刚好在四五月份，应该是巽卦之时，也是生物生发之时，所以牡丹花是最好的一种呈现。

广州还有一个很奇特的现象，在北方，秋天应该更多看到的是果实，但是我们广东在秋天很多花也在开，是不是我们的收降之时比别人要晚呢？这个我还不明白，就是说我们每一个地区它的自然现象都应该值得我们去观察思考，我们的思考可以带出我们人存在这个环境里面，疾病的产生和治疗，跟它是怎么相关联的，所以在大自然里面我们看到的是春生夏长秋收冬藏。我们在了解人与宇宙的整个造化里面看到，这个"运"乃是运动，"化"乃是化生。我们的生命是受大气的运动化生而生存的。那我们要先看看大自然，看它是怎么样运动化生，这样对我们了解疾病会有很好的帮助。

我现在就有一个问题想跟大家一起探讨，我们现在看事物，很难说是从"一"的层面去看的，刘老师经常说我们很多时候看东西不是在"一"的层面看。其实我们更多是在"三"和"二"的层面看，我们看待事物的时候肯定要分对与错，好与坏，然后升与降，男与女，很多时候我们一定要把这种事物的状态进行区分，我觉得这种区分有利于我们在不明这个理的时候去了解它，当我们明了这个理的时候，你越来越感觉到所有的阴中有阳，阳中有阴，只是气与质、性与味的不一样，它永远是合一存在，你不能把它截然分开。我们在中医里面，在处方里面难就难在这里。所以其实中西医，或者说西医学和中医学，慢慢是殊途同归，我们中医是观察大自然，从宏观上去了解而逐步逐步去到质上，去到我们的脏腑之上，但是我们还没有深入到内部的一些质上好好往深去研究。

而西医学他们从微观上逐步逐步往宏观上研究了，所以西医学也逐步走向整体医学，所谓的鸡尾酒疗法，或者叫整合疗法，都是从系统生物学，从蛋白质组学，他们已经从个体细胞走到整体去研究。我们中医原来更多是宏观上去看待人体，现在我们也借助一些现代的技术去看待局部，所以我觉得是一个"和合"的问题，等于一个理和合在一起的话，从具象到一种细化的问题，整合的问题，都是可以借鉴的。所以我们可以从下面这个生命宇宙造化图里面去看自然的气化化生的状态。

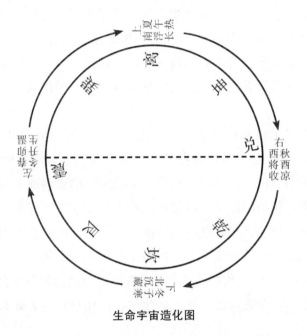

生命宇宙造化图

我们大家复习一下。首先我们很容易看到这个震卦，这是初春来临之时的一种力量，这种力量代表一种生发，代表一种生命，这个时候我们是最容易感觉到的。但是这种生命，这种力量从哪里来？它不是无缘无故而来的，它的来源是什么呢？是上一年夏秋之时，太阳直射到地面的阳热，经过秋气收降藏于地下之水中封藏起来的这种阳气，这种阳气作为我们生物万物之原始，这就是来源。卢老师和刘老师前面两天已经反复强调这个坎卦的问题，强调这个封藏的问题，我觉得这个"震"是由于前面的"坎"的封藏才有振动而出的力量。而且振动而出的力量，是供应我们万物生命一种源泉，这是我们必须要去了解的。

而到了巽卦的时候，就是地下水中的阳热升于地面，让我们的生命去生发。它属于东方，也是代表了一种木之性，所以我们看到的春暖花开应该是在这个季节。到了这个离卦应该是地面上升起来的阳热跟当年的太阳的照射合在一起，所以我们很容易感觉到自然界很温暖，我们很容易就出现错觉，感觉这时候太热了，我们要用清热清火的办法。但是随着这种阴阳的转化，其实它告诉我们外面是热，里是中虚的，所以假如我们不明白这个道理，我们在南方就很容易在夏天的时候擅用寒凉之药，广东之地本身就是土薄土弱，假如你过用寒凉之品，表面上热是降了，但是中土也虚了。其实这几年我也看了一批反反复复的慢性咽炎的病人，反反复复口腔溃疡的病人，也看了很多痤疮的年轻人，我发现他们其实都有一些喜用清热药、消炎药、苦寒药的病史，之后才转到我这里来的，因为看到的明显就是离中虚，火在上，坎中火力不足这种状态。所以我们应用温阳之法，很快就把这种病人的状态扭转了。所以我们讲，我们不断地去误用寒凉，其实带来很多医源性的问题，值得我们去思考。

为什么这几年扶阳派被大家广泛认同。其实第一是由于我们前期对这个理不明白，埋下了很多的伏笔。当我们去运用这个理之后，解决了以前解决不了的问题，把以前的一些不足的地方纠正过来了。所以我觉得这个离卦在我们南方是经常被医生所误读的，或者说是容易处理不好的一种现象，我们看到的往往是表象，没有真正看到里面的问题。这个离卦之后，我们的阳热不可能永远在上面，所以它必须是处于一种升极而降，升极而降能够形成这个圆运动的话，就是这个坤位，只有这个力量往下走，通过秋气之收降，真正把火藏在水中了，这个人或者这个自然界的循环才是一个正位，才能很好地把这种热收藏起来，能为自然界所用，为我们人体所用。其中很关键的时刻点，就是升起来的阳热是否被我们所收藏。其实我看见很多的高血压，或者说代谢综合征，或者说肥胖，为什么在一些中青年人中越来越常见，为什么越来越常见于一些白领、一些经常熬夜的人，我感觉他们的问题就是在这儿，相火不能收藏，不能藏在我们的坎中，导致中土的气化出了问题，所以才导致所谓的代谢综合征、肥胖等一系列问题的出现。

为什么我有这样的感觉去关联起来呢？因为我是搞睡眠障碍的，睡眠障碍里面有一个病种很凸显，就是睡眠呼吸暂停综合征。这种病人表面上看起来是睡得很好，因为他睡着了就打呼噜，一打呼噜大家都认为他睡得很好，但是这种鼾症的病人，只要做西医的睡眠监测的话，就发现他们是没有深睡眠的，只有浅睡眠，就像他的阳气不能很好地收藏，没有收藏，

扶阳论坛④（第二版）

道法自然，因时制方

73

他的相火就降不了，长期的相火不降，就导致了中土气化的问题，所以这些病人普遍存在着肥胖，而且是中心性的肥胖，并且出现了脂肪代谢问题、尿酸代谢问题，腰围比较高。假如我们用中医学来分析，一下子就把西医所讲的这种发生在这些人体的现象解释了。所以我觉得假如我们现代的中医能够懂西医学，就能够很好地把西医学认识出现的一些问题用中医的理论来解释。所以我希望向大家汇报我通过这种现象的互相比较而带来的一种体会。

讲到了这个兑卦，就是说阳热通过秋天之气藏入地下，这就是万物之根本，所以万物得根皆"悦"。就是说阳升必须要降，否则就是亢而悔的一个现象，所以我觉得前一段时间广东那么多人汗出、烦躁、眩晕，跟这个是相关联的。

而到了这个乾卦，就是说阳热已经导入土中，到了水位，这是阴阳杂合之位。有了这个过程，才能顺利地进入到坎卦之中。所以，到了这个坎卦，我们知道坎卦是跟离卦相对应的，也是我们这种水火交合之后，才能化成中土的一个很重要的力量。所以坎卦是一个封藏而不可外泄的，但是我们现在的人往往就是封藏不住而产生很多的问题。

可以再举一个例子，是我父亲，他从2009年开始，两次春节之前都得了大病，给我的印象实在是太深刻了。一次是在一次感冒发烧之后，他平常身体还可以，70多岁还能去打乒乓球的，所以我就感觉到他应该没有多大问题，他自己在家里，就做了最基本的治疗，后来发现他除了发烧之外，突然发生了一个急性的左心衰。急性左心衰之后，我们用小青龙加附子，把他心衰的问题解决了。2009年的春节之后，一直在调治他的心衰问题，到了2010年的秋天，靠近冬天的时候，他得了一次中风，这次中风给我的思考是什么呢？我2009年时可能解决了他心衰的问题，注重了寒气，破寒回阳。但是，他的相火收降的问题没有解决，他的木火的疏泄可能过度了，所以木不得根，导致中风的发作，所以后来我们不断地调他的状态，这两年心衰稳定下来，但是中风的问题还是他的高危因素。所以通过给我父亲治病，我就感觉到我没有处理好生发跟收藏的关系，很多的疾病是关联在一起的。我感觉他就是封藏不足，肝木的生发过度之后，导致了中风。

所以，收藏之后，真正要被我们人体所用，就是到了艮卦。这个艮卦就是降极而升的这种过程，它也是把温热之性带给我们生命跟自然的一种力量。所以，我们可以看到它与坤卦是一个对角线，它们也是整个圆运动里面的很好的一对力量。

所以我们说整个大自然是形成了一个春夏秋冬的演变，也发生了人体气机的升降出入的变化，这也是大自然里面的一种自然现象。所以，中医这种气机的升降出入与易经的卦象是相互为用的，它展示了春夏秋冬四季气机升降出入的运动。

秋天阳气是以收敛沉降为主的；冬季以收藏为主，是阳气的内实和外虚，它是坎卦现象，冬天易感受寒湿之病，阳虚之人体寒，更容易加重；春天肝木生发之时，疏泄之势由里而出，所以对于一些体虚阳虚的人，他的病情相对是减轻的；到了夏天，特别是在广东，往往是"离"中虚的人。假如我们误用了凉药，伤了五脏的阳气，更容易犯虚虚之戒。所以，我们说在五脏阳气虚衰的时候，在南方更适合用温补之法，这几年在南方兴起这种温阳之法并得到大家的认同，我觉得这是与大自然相适应的。

所以我们可以看到，一年四时阴阳变化就是在这种升降浮沉之间去完成的，夏至和冬至是很明显的两个转折点。冬至一阳升，夏至一阴长，体现了阴阳交合这种过程的完成。没有绝对的阴，也没有绝对的阳，四季是在不断的阴阳转化之中来完成的。

那我们再看看，在人的脏腑气血阴阳里面，是怎么去效法自然界的呢？《四圣心源》中说了："阴阳未判，一气混茫。气含阴阳，则有清浊，清则升浮，浊则沉降，自然之性也。升则为阳，降则为阴，阴阳异位，两仪分焉。清浊之间，是谓中气，中气者，阴阳升降之枢轴，所谓土也。"所以说在大自然里面，阴阳是随着这种气机的升降表现出来的，通过中气的这种运化来达成我们的这种圆运动。

我们再看："水、火、金、木，是名四象。四象即阴阳之升降，阴阳即中气之浮沉。分而名之，则曰四象，合而言之，不过阴阳；分而言之，则曰阴阳，合而言之，不过中气所变化耳。"所以大自然中我们可能只看到了水、火、金、土四象，分之为四象，合之为阴阳。而中气的升降旋转其实就代表了这种阴阳的浮沉。

所以，我们真正在看病的时候，怎样从一个圆运动里面，去看人体的浮沉，去看他的偏气？我们可能容易看到木气、火气或者金气。但是，假如你能够把它为我所用而化合的话，那就达到了我们自身这种平衡。

下面这个图就是"祖气运动，左旋而化己土，右转而化戊土，脾胃生焉。己土东升则化乙木，南升则化丁火，戊土西降则化辛金，北降则化癸

75

水，于是四象全而五行备"。这是个化的过程，所以我们医生在利用这种化的过程去调整、调和我们的五脏。

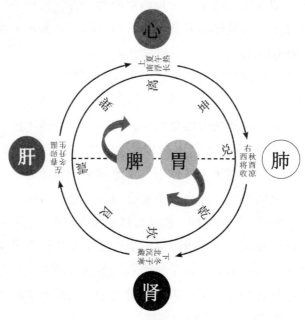

五脏一气周流图 1

　　我们可以看到在《四圣心源》里面，清气的左旋，生而化火，化火是温热的。所以，处于这种半升之位，为之木，木生则为火。木即是温气，生而不已，就是积温为火的过程。脾土是靠这个木火的温升而化为肝木，就是我们看到的肝藏血。说明肝的藏血必须靠土的温升而来，所以肝血不足的时候，很多时候我们是通过调脾胃的问题去解决肝血的来源的。而右侧主降，它是个降而化水，然后化水为寒的过程。所以它主金气的收降，然后这种金气的收降，把火降而藏于水中。而且，这个时候是靠胃的收降来完成这个收降的过程，所以很多时候，也是说相火不降或胆火不降的时候，我们可以用调中焦的办法来让相火降下来，这是一个化合的过程。所以我们可以看到在这两个阴阳的升合的过程中，其实，阳升是化火的，离火之中已含阴精，所以说我们看到的是"火"在上，但是，火的根在"坎"，我们看到的是水在下，但是水的根是在"离"。就是说我们到了离火的时候，它其实是阴长，它们是在这个过程中转化。所以这就是我们医生在治病的时候，我们看到阴虚的时候，就想用补阴的办法去解决我们临床的这种现象。但是，他的水根是在那个位置的，我们就不会说一味地去补水，而是要通过阳气把水气化上承，坎中之火足了，水能气化上承了，我们的阴就足了。所以为什么说看到口腔溃疡，很多医生都说是阴虚火旺，但是我们经常会用这种四逆汤的法则去解决他的口腔溃疡，开始的时候，很多人是不相信我们可以解决的，他说我那么热你还给我用附子去解决，我说其实你在上面的热是个假象，你真正的是这种腹部的下元的虚寒，你的寒水不能化解的话，水是上承不了的。所以，在诊疗的时候，对于这种所谓的真寒假热的病人，我会多一个触诊的办法，我一定触摸他的关元、气海、命门的地方，还有触摸他膝盖的地方。我真是拿捏不准的时候，我就是去感触这些病人的温度。很多时候，假如是真寒假热的时候，这几个部位的温度是偏低的，那就能增强你用这种四逆汤（法）信心。然后，把寒气破掉，水就能上承，就能解决我们常见所谓的阴虚火旺这种现象。

金收水藏，水藏则火秘，火秘则水温，水温则木和，木和则土运。这是一环扣一环的关系。所以，能够理解了这种关系的话，我们调理所有的疾病，就可以去解决这个链条上的问题。

当我们整合了这个自然的变化，整合了阴阳的转化的时候，我们看一下人体的生理现象是不是能用下面这个五脏一气周流图2这样一个圆的图形整合起来。

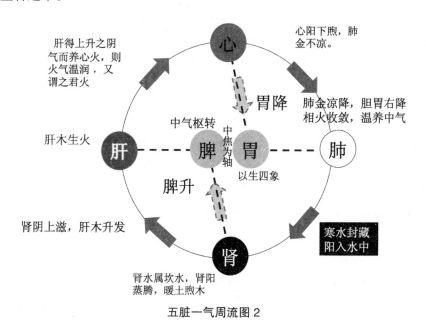

五脏一气周流图2

我们说阴阳和合之后，就产生了中气，这种中气就代表了脾胃的升降功能跟枢转的功能，这是第一个环节；第二个环节，我们人体必须是坎中之火，坎中之火第一个温煦我们的脾土，脾土得到温煦才能让我们的木火升起来，水暖了，然后木才能得到温煦，所以这个坎卦之火既对脾有作用，同时对肝的生发也起了关键作用。坎卦之火是整个动力启发的一个很关键的激发点，这是我们在肾这个位置看到的；另外我们说，肝在这个生发之位，木本来是疏达之性，且木能生火，木生火的同时又带有坎中之阴精，所以，这种火属于温煦之火，到了右边它又转化为相火，这个相火必须是下降的，因为心阳能够下煦肺经不寒。同时，这个相火下到胃里，能让我们的胃火枢转起来，得到这种气化。有一句话叫："君火不生土，相火才能生中土。"这就是说这个相火的下降，才能生这个己土。这就是说我们要让这个圆运动的时候，要让相火下降必须通过肺经与胆经的力量让这个相火下降，然后，寒水收藏起来，火再收于寒水之中。这就完成了我们人的一个生理过程。

在完成这个生理的过程中我们也可以看到，第一个它可以来源于中气这种枢转，就是轴转然后轮来运动；另外一个可以轮转而轴也转起来。所以我们要让它运动起来解决这个阴阳问题的话，必须也是一个升降的运动去解决。所以扶阳的方法就是说，我们要想阴能升，必须是阳先降，然后才有阴升，然后阴能升，阳才能降。这就是所谓的辩证跟对立统一的关系。

肾为水火之宅，内寄元阴元阳。肾火的温动、温煦，肾水的上承，然后才能化为真气充养到我们的周身。另外，肾火温煦了我们的肝木，让我们肝木上承，然后才能达成水火既济的目标。另外肝主生发，生发顺畅，木能生火，温润之火为君火，君火通过肺经的力量下降，同时加之中焦脾胃之轴的这种旋转，把这种火能够下沉于肾的水中，心肾相交就完成了一个圆的运动。所以这也是一个生理的过程。

我们再看看病理的现象到底是个什么样的状态。其实，现在很多时候，由于我们的医源性原因也好，因为我们的生活行为也好，我们看到很多时候是火衰了（阳气不足），其实我们南方看到的很多湿气阻隔的时候是由于火衰，是坎中之火不足，导致了湿气的产生。但是，一般的临床医生一看到舌苔厚腻，一看到湿气内困的时候，往往想到清热化湿的办法，而不是用这种补坎中阳气的办法去解决。

所以，我们现在用四逆法，或者说用卢老师的桂枝汤法去解决我们在南方这种由于火衰导致的土湿郁阻的问题，由于这种湿气的困阻，导致中焦的枢转不利之后，火在上，水也不下来，时间长了导致你的下元更加虚。这个星期四我出门诊，有一个很年轻、大概30岁的小伙子来找我看病，他说是因为失眠找我看，但是我说你的失眠很严重吗？他说不是很严重，他说全身觉得很难受，他原来是有慢性的前列腺炎病史，由于慢性前列腺炎就吃了很多滋阴降火的药物。他看上去给人的感觉还是比较壮实的，脸还是有点发红的那种感觉。然后，他说工作很忙，以前经常熬夜，由于熬夜这种习惯，经常也要喝一些凉茶。然后同时说到慢性前列腺炎，吃了很多药物，消炎药、中药都用了。那么他现在的主要问题是什么？他说："我一吃辣的、凉的就拉肚子，一吃温的喉咙又发炎。"然后，他又说："我一喝凉茶，我的舌苔就厚，第二天就觉得舌头都转动不了，舌苔就很腻。我不知道该怎么治我这个病了。"那我一看这个病人，他的舌头偏红，舌苔有腻的表现，但是，假如我们不深究的话，不去号他的脉的话，就给我感觉这种病人是中土有湿化热的现象。但是，再一号他的脉，脉沉无力没有根。而且我问他，我说："你夜尿多吗？"他说："我一夜起码是两三次，动不动就拉肚子。"然后我说："你脚凉吗？"他说："我要穿很厚的鞋。"我说："为什么穿很厚的鞋？"他说："我习惯了，我觉得这样才舒服。"因为我看他穿了北方的那种里面有厚皮的那种鞋，我说："那你晚上是什么样的感觉？"他说："我晚上冲完凉穿拖鞋的时候，大概10来20分钟我就觉得脚凉了。"所以，我感觉这个病人是一种上下格拒的现象，但是给我们看到的往往只是中土湿的现象，我就感觉我既不能一下解决他阴寒的问题，也不能解决他阳虚的问题，我就借鉴了刘老师的桂枝开法这个思路去给他治疗。我现在还不知道这个病人的结果，肯定我会追踪这个病人的，我不知道这种法则用得对不对，但是，我试用在别的病人身上是有效的。如果离开了上面提到的理，我肯定会走回原来的思路，但是现在我敢用这种四逆的方法去解决他的问题。

这种病人其实很年轻，得的好像也不是大病，但是我们没有很好地拿捏的话会产生更多的问题，所以我感觉医生最重要的是要拿捏患者这种病症和病的机理的问题是出在哪里。我在一路学习的过程中有很多困惑，我就把这种问题放在圆运动里面去找到他的问题所在，然后在这个问题的焦点上，我用什么去完成调和，而不是以前的见炎消炎，见火祛火的这种思路。

道法自然，因时制方

另外一种现象，我们经常看到现在很多小女孩手脚冰凉。她们喜欢穿超短裙，喜欢喝冷饮，在冬天她们也不一定好好保暖双脚。但是到了来月经的时候，她们经常痛经，脸色苍白，手脚冰冷。以前我不知道该怎么去处理，经常用一些活血、调肝理气的方法。但是，后来我感觉这种人往往是肝寒，肝木不能生发，她是水寒土湿证，我们用当归四逆汤去处理效果就很好。

另外一个现象，我们发现失眠跟抑郁是两姐妹似的，到底抑郁在前失眠在后，还是失眠在前抑郁在后，没办法分清楚。这种抑郁症的病人，你会看到一种什么样的现象呢？第一个他们容易害怕，第二个他们对外界没有兴趣，第三个他们这种情绪的压抑非常明显，容易惊慌惊恐。很多时候，看到抑郁质，看到肝气不能疏达，我们经常用的就是疏肝调气这种办法，但是，调了一下好一点，整体问题解决不了，所以我再去寻根，寻根到哪里？寻到原来患者是水寒木火，不能生发导致肝的生发力量的不足，这才是疾病的根本原因。所以我们看到每一个症状的时候，要去找它的病根，我们现在看到的相火旺，是由于他真的火很多，还是他下降的力量该潜不潜、该降不降了？他是相火外泄，还是相火不在位？所以我们说所谓的病理，应该就是看他是不是在生理的状态中，还是出现了一个易位的状态。这是我们研究他病理表现的一个很重要的思路。所以，要把生理和病理现象去整合的话，我们就会去理解这种病产生的原因。所以从整个的圆运动或阴阳的升降来看，他们归结到不升则病为肝脾肾三经的责任，左虚则阳气不升，而不降之病为胆胃肺三经之责任，实为上逆而不降而生热。

所以说，我们看复杂的问题能不能归为升降的问题，人体是本元一气，但是医生往往看到是一种偏离之气。我们把复杂的现象先给理一理，再处理起来的时候，相对就会简单一点。所以我们说中医学侧重在气机，在这种不断的运动变化中，升降、出入、阴阳的转化要达到平衡。这就是我们正常的这种生理的现象。

而阴阳跟五行其实是一体的，张介宾《类经图翼·五行统论》说："五行即阴阳之质，阴阳即五行之气，气非质不立，质非气不行，行也者，所以行阴阳之气也。"就是说阴阳的理论跟五行的理论是有内在的统一的，与气的阴阳论构成了一个紧密的理论体系。所以很多时候会看到很多老师，一下子给我们讲六气，一下子给我们讲五行，一下子给我们讲阴阳，这几种方法都能解决问题。假如你能把这三者或更多的问题整合在一起的话，那我觉得它就是一体而不是分裂的。那我们觉得你讲什么的时候，都可以把这个气化的问题、整体的问题得到很好的解释，它是统一体的。而作为医生，我们就是顺势而治，以平为期。就是说要顺这种自然之势，去道法自然，而不是违反自然之变化。那就是我们完成这种事物的本性，这就是我们医生要做的。所以在阴阳的盛衰消长转化的运动过程中，五行也有相生相克这种运动的变化，气有升降出入的变化，三焦也有这种升降出入的变化。我们说气机有左升和右降，心肾也有上承跟下降的过程。所以，这完全是一个平衡的过程，只是我们从不同的角度，用不同体系的语言的时候，会感觉到它是不同的体系，但是它完全是在一体的里面去运化。所以，我觉得我们真正要道法自然，就是要理解这种通过升降浮沉的方式来达到阴阳平衡，通过亢害承制的方法来达到五行平衡，而通过升降出入的方法达到气机平衡，所以医生从哪个角度去达到平衡都没问题。

那我们说到底现在为什么要去扶阳，或者说为什么扶阳能达到效果？卢老师和刘老师已经从理上去讲了，我现在只能从现象来回答这个问题。为什么我要从现象去回答，因为我这两年做了国家的"十一五"课题，我主要是做体质研究，就是看现在人们的体质跟人的疾病未来应该是可以看到它们的相关性。只是我们以前对人体的体质的状态了解得不够，特别是在我们广东，不管在老百姓还是在我们的医生的认知里面，都告诉说你是湿热体质，你是热症体质，你不能吃补的，你一定要吃什么。那到底我们这种认识是对的还是错的，其实我也不敢说，但是随着我们这次调查的结果，我感觉到了可能由于生活方式的变化，由于我们现在这种环境的变化，并不是我们认识中的我们广东人都是湿热体质。我们来看看一个数字，这就是说首先是看到我们的人群里面，确实除了健康、疾病之外，有一大群人，你目前是没有办法去给他确诊一个什么疾病的。从现在某些角度来说是第三状态，这种状态有些人说是"亚健康"，我们不管是什么名字，但是有一群人在西医学里面，确实是分不出来的，但是他觉得不舒服，他的不舒服影响到他的生活，影响到他的工作，所以这种人占了 60% 左右。而且我们再看这种人群的体质里面，除了平和质以外，阳虚质、气虚质加起来接近 30%。还有一部分就是气郁质。也就是说虚性体质占的比例是偏高的，甚至不管是在全国的样本中，还是在单纯广东的样本中，阳虚质是占第一位的，这就是我们调查的结果。

那另外一个呢，到了亚健康状态的病人里面，阳虚质跟气虚质的比例在普通人群里面更高了，已经超过40%了。所以说，我们调整亚健康，确实一定要从阳气或从固本的角度去治疗，可能更能帮助到这些病人。我们发现这种体质的人，年龄在35岁到40岁的比例也挺高，阳虚的发生率偏高。同时，性别中女性比男性偏高。这些年普遍我们可以看到所谓的不舒服，以体虚无力、睡眠不好、精神不振、腰膝酸软、记忆力下降或注意力不集中这些为主。你看到了这种人本来在西医学来看是没有大病，但是有这种症状的人一看上去，我们已经感觉到他的状态是非常不好的了。

一个人出现了乏力、腰膝酸软、注意力不能集中这些症状，你说影不影响他的生活？当然会影响他的生活，所以这就是为什么我们要去给他们干预治疗，这是非常有干预价值的群体。他们的表现大多见于什么？疲劳、失眠、疼痛、焦虑，甚至是便秘这一类的问题是多见的。为什么我现在可以用扶阳的方法治疗失眠，我也是有依据的，因为我们发现在失眠病人里面第一个体质类型，确实不是以前我们常说的肝郁、阴虚火旺，看到的真是一群阳气不足的病人。我们先看看，什么生活方式会导致阳气虚损。在《景岳全书》里面已经讲了一段话，说第一个，寒病由外而得的是可以风寒伤形的，第二个是生冷也可以伤脏器。或是劳欲可以败阳，禀赋之气可以气弱。阳虚之后多得郁，忧愁思虑伤神，劳欲不节伤肾，思虑过度，气随精去，所以说元阳不足和寒凉自伤都是阳气受损的根由。你看看这些都是我们现在大部人的生活状态，特别在南方，受寒气的机会是很多的，我们整个夏天几乎是离不开空调的，在夏天很多人是有离不开喝冷东西的习惯的，所以既伤形也伤脏。同时更要重视的是现在的压力，我们内心的欲望，我们不能真正做到清心，这种欲望也让我们伤神。另外还有很多因素，大家可以看到现在很多年轻女孩子要怀孕的时候需要安胎，需要药物来帮助她，母亲本身就决定下一代的禀赋的问题。所以我们生活的习惯和状态，也是导致阳气虚损的一个原因。那我们就可以看到所调查人群的生活是什么样的状态。他们经常熬夜，他们夏天的学习工作环境的温度是经常低于25℃的。另外，经常待在空调环境里面，吃生冷的东西，那都是我们现代人常见的生活习惯。

所以说为什么要去用扶阳的方法呢？第一，基于这种自然的原理。第二，基于我们生活发生变化。必须是因时制方，这个时包括了时间和时机的问题。事物已经发展到这个阶段，医生必须要去做改变，必须去适应这种变化。外因发生了变化，医生的治则治法必定要做改变，必须去适应这种变化，去制订方案。这就是我们要做的思考。

人与天地相参，与日月相应。人是一个小的圆运动，大自然是一个大的圆运动，我们希望这种小运动跟大运动能够很好地去契合，才能完成我们人与自然的共同和谐。所以，在制方的过程中，我现在很难拿捏到通过"一"层面来解决患者的问题，我只能通过"二、三"层面去做，那"二、三"的话，我只能去判断目前的人到底是升不足还是降不了，希望所开的处方在这两个位置上去完成我以圆运动为主体的这种思路，临床上经常出现坤位是阳气升极而降的，这时候的圆运动是以敛降为主的。很多人就是在这个位置上出问题，我们用什么样的方法去解决它，这就是我们第一个要去思考的问题。

假如敛降不足，也会导致我们的阳根不够，也会导致相火不降，导致中焦枢转不利。所以，患者出现一系列的问题，我们首先要考虑是不是由于他的生活方式，由于他目前所处的地理位置，或者说他所用的药物等是导致疾病的原因。

那我就举一个失眠的例子，来给大家一起看一下我是怎么考虑的。我们知道人的睡眠就是阳气入阴则寐，阳气出阴则寤，我们就醒过来，然后，不寐的原因主要是叫阳不入阴，这个就是核心病机。

我们中医内科学中不寐的原因有许多，主要是说阳盛阴衰，阴阳失调。就是说或者是阴虚不能纳阳，或者是阳盛不得入阴。所以都认为是阳气过盛，而阴气衰竭，那一定要搞清楚阳气过盛说的是人体这种生理性的阳气，还是病理性的阳？这个所谓的"阳盛"，我理解应该是病理性的，但是这种病理状态下的阳，我们是要把它作为敌人赶出去呢，还是说要把它（阳气）归位为我所用呢？下面这个失眠症的圆运动病机图可能能帮助我们理解，睡眠就是阳气升降出入的一个过程，所谓的阴虚不能纳阳，是真的阴太少导致阳气不能进去呢？还是另外一种状态，是阳过盛了，所以就进不去呢。

所以由于这样的理解，我们就要滋阴，要泻阳，这就是我们原来的一个很简单的理解方法，所以，

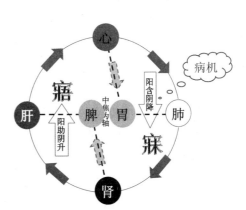

失眠症的圆运动病机图

由于有这样的理解，我们从文献角度，在维普里边查了一些文章。我们看，肝火扰心，用龙胆泻肝汤治疗失眠的，有6篇；然后胆火扰心，用黄连温胆汤有9篇；然后心脾两虚的，有44篇；心肾不交的有1篇；心胆气虚的也有1篇。也就是说目前治疗失眠大部分都是用这种方法去治疗。

确实有一些病人的问题用上面所说的这些方法能够解决，但是，我感觉有一群病人用这种方法是解决不了的，所以我就说引起失眠的只有阳盛阴虚这种状态吗？有没有因为阳气不足导致阴寒过盛的另外一种状态呢？为什么有一些病人用这种方法解决不了呢？其实很多失眠病人确实是存在这种情况的，这种失眠的人的脸色是水气很旺的这种气色，脸色黄，眼圈黑。另外，这种人口很干，但是要喝温水，他们既不能吃煎炸的东西，也不能吃寒凉的东西，他们觉得上半身很热，咽干咽苦，但是觉得膝盖是冷的，或者说他容易上火，但是在吃一些寒凉的东西的时候容易拉肚子，吃清润的东西稍微好一点，但是，症候总反反复复，缠绵难愈。

所以很多病人找到我治失眠的时候，经常也十年、八年、五年都是这种状态，我试过用原来那些方法，是治不好的。我必须另外用一种方法来解决他们的问题，所以我就去寻找这种方法。接触扶阳理论之后，祝味菊的一段话，给我的触动和启发是挺大的，他认为："虚人而躁甚者，气怯于内，阳浮于上也。其为兴奋，乃虚性之兴奋也，甘凉之剂可令小安，缓和之效也。"这就是我们临床上常见的，好像你给点滋阴降火的药确实有点效果，但是，小安一下又来反复了，就是"因其小效而频服之，则气愈怯而阳愈浮矣。此非亢阳之有余，乃阳衰不能自秘也"。这个是给我触动很大的一段话。"大凡神经衰弱者，易于疲劳，又易于兴奋，滋阴清火之法，虽有缓解兴奋之效，然其滋柔阴腻之性，足以戕贼元阳，非至善之道也。宜与温潜法。"所以，但凡遇到这种又是神经衰弱，疲劳又容易兴奋这种人，白天就觉得很烦，处于"但欲寐"这种状态。滋阴清火之法，虽有缓解兴奋之象，然而滋柔阴腻之性足以戕贼我们的元阳，非至善之道也，所以他说必须要用温潜之法："温以壮其怯，潜以平其逆，引火归元，导龙入海。"这就是最早给我们一个用扶阳的方法去治疗失眠很重要的一个具体的启发。由于这个启发我才不断去寻找，在《四圣心源》书里，在郑钦安著作里，在《圆运动的古中医学》里不断去寻回用这种方法的根。另外一个，章次公先生也说："失眠单纯用养阴药、安神药效果不佳的时候，要用一些桂附一类的兴奋药，每能收效。"当时，我们一用桂附大家都感觉到怎么可能呢，你怎么可以在阴虚或火旺的人里面用桂附呢？所以我们当时是受到很大的质疑的，我就只能去找依据，特别是去找前辈的依据，然后才能增加自己的信心，才能去说服我周围的人。我觉得真的是得益于刘力红老师和孙永章老师能够打开这个平台，让更多的人有共同的语言，更多的人去接受这种理念，大家就不容易被质疑了，所以我们当时就找到了祝味菊，找到章次公老先生用温阳重潜的办法去治疗失眠的一种依据。

所以，我们认为有一部分人是阳虚浮越，阴寒太盛，阳气不能潜藏而在外，我们怎么去处理他这两个问题？我们就用圆运动的理论为指导，就是说肾是元阴元阳之本，肾火的温动让肾水上承，则水能涵木，肝木之生发以养心火，心火温润为之君火。就是说这就是一个圆运动的过程。所以说，必须把肾中的元气这个根本解决了，肝、胆、脾、胃、肺的动力问题才能得以解决，所以人常常要做到心肾三焦水火合抱这种状态。人的健康状态是一气周流、不见五行的，当我们看到这种偏见状态的话，就是由于疾病的存在。所以要去解决人所谓的阳在外的状态。

我们把失眠的阳气不足分为三种状态。第一种是属于动力不足的，就是阳气很虚衰，邪气还不是很盛，同时还没有格拒现象出现，或者说他的阴寒之性还不是太厉害。那动力不足型我们怎么理解，我们认为他的阳根在肾。肾阳虚的时候，生发没有力量，所以阳气是绝对不足，阳气不能化生阴液，阴无以生。所以，圆运动没有往上启动的过程。所以这种病人往往失眠，同时有一批阳虚的表现，像疲倦想睡觉，脸色晦暗，嗜热饮，舌淡胖。这种人的脉有一个沉而无力的现象，因为他的寒象我觉得还不是太厉害。所以，这种险境的现象，还不是太突出。这种人就是说他是一种阳气不足亏虚的，是一个动力往上的力量不够，假如把他这种升的力量去解决了，他的圆运动降的力量就自然能够完成。

那另外一种是什么？我觉得是一个阴阳相对的失衡，具体是什么呢？是阴寒过多了，导致阳气的不足。这种情况特别常见于年轻人，这种人长期喝很多冷的东西。刚才说的阳气不足这种人往往是熬夜熬得很厉害，所以他的收纳、收藏不足，阳气秘藏不足导致他阳虚。而后面这种人他可能不至于熬夜，但是，经常是用一些寒凉、苦寒的东西，所以导致寒气是相对地多了，阴寒过盛，元阳不振，导致阳虚寒凝，出现明显怕冷，这种人甚至会出现容易拉肚子、手脚凉这些现象，舌紫暗，甚至舌苔是水滑的。寒凝的现象明显出来了，所以看到的是寒气阻隔着阳气，动力不足的一系

道法自然，因时制方

列表现。

另外，还有一种现象就是阴寒格拒了元阳，然后，虚阳浮越在上。所以，水不升火不降，水不能收纳这种火气，阴阳不能互藏，这种现象出现的时间更长，矛盾问题就更多了。这种人更可能经常会告诉你，我喉咙不舒服，我肚子容易受寒，容易口腔溃疡，等等，这种阴阳不能互抱的现象更加凸现。所以，我们就感觉到他是阴寒所导致的这种元阳格拒的现象，导致了我们这个圆运动的不行。我们有一个基本的处方，就是以四逆汤为底的，然后合了桂甘龙骨牡蛎汤。我觉得四逆汤法刘力红老师应该已经讲得比较明确，我希望用四逆法的附子能够解决两个问题，第一个是元阳的问题，同时解决寒气的问题；第二个干姜既解决中土枢转，同时把中土打开之后，就是刘老师所说的，这种附子之力才能直达坎卦，元阳才能归里的问题。所以我们就是用了一个四逆汤法加上了桂甘龙骨牡蛎汤，这样一下子就兼顾了，第一个是中土的问题，第二个是离火的问题，第三是坎水的问题。

大概有一些病人起效很快，另外很多疑难的病人，效果也不错。我可以大概一个月左右，把他几年的问题解决，而且不用西药，现在我治疗这种疑难症失眠病人，基本上是不用西药，中成药也不用，就是用汤剂去解决他们的问题。所以，我感觉就是你只要把这个理明白了之后，这个系统就能够达到自我的平衡，系统就是咱们大脑的自我的平衡，该升能升，该降能降，中焦能够很好地枢转起来了，阴阳的出入问题就能够很好地去解决。这就是我们在最初去用四逆加桂甘龙骨牡蛎汤的这种思路和方法。

但是，我觉得还有一个问题要告诉大家，就是用这个方法之后，我让我的研究生将其作为一个问题去研究，研究这种方法的效果是怎么样，处方的有效性怎么样。所以我专门有一个博士生，他专门围绕这个处方去做了一个叫观察性的研究，做了长期的资料收集，并采用了相关的疗效评判标准，对于疗效不太确认的临床研究，不一下子就做随机对照，我们可以先做观察性的研究，把使用这个方的病人做长期记录，把他的用药情况、症状变化过程、结果等进行分析。那分析下来，我们得到一个怎么样的结果？这种病人大概第一个月的时候，用匹兹堡睡眠量表算出来的有效率才30%。那很多人说不是疗效很低吗。你真的能解决病人的问题吗？但是到病人吃到第二个月的时候，他的有效率达到70%。同时这些病人有效了、稳定了，服药两个月之后，我们停用中药也让他停用其他药物，随访了一个月，病人的有效率还能保持 70%。那就说明什么？说明这个时候病人是靠自身的气化运动来维持了，而不是靠我的药物来维持，就是说病人已经能够恢复自身的阴阳升降出入了。这就是我们第一个感觉。第二个感觉就是说我们第一个月有效的，不是失眠改善为主要效果，我们了解他们的感觉是什么？第一个月表现是什么有效？是白天的精神状态好了，他们的饮食、情绪、白天的疲劳状态得到改善了，就说明他是先改变了脏腑气血的变化，随着内脏的平衡达到之后，睡眠问题就自然能够恢复。

所以我在给病人治疗的时候，要给他说明，你会先感觉到首先不是睡眠改变，是你睡眠带来的其他状态的问题先得到改善，后面才是真正的睡眠问题得到改善，你必须要给病人说清楚。病人会说我吃了你一个月的药物，睡眠好像跟原来差不多，觉得睡眠时间没延长，但是白天的状态好了，比如他说我的肠胃功能好了。因为我们所说的疗效评价指标是要用一些量化的、西医学所习用的指标去评价。所以也反映了我们中医在评价方面必须有自己的体系，才能真正很好地评价我们中医所得来的疗效是从哪一点上去入手的。

那 70% 有效，还有 30% 没有效，那 30% 没有效到底是一些什么样的状态呢？我另外一个学生，又再去把这些病人的资料做分析，就是说 70% 有效的病人，跟 30% 无效病人的症候特点去进行分析，就发现了他们都有一派我们共同认为的阳虚的表现。一点都不假，他们都有阳虚、气虚的表现。但是，就发现没效的病人他有一个特点，往往有大便秘结，舌尖偏红，就是说这 30% 的病人有这两个症候出现的时候，这个效果就不明显了，所以就给我一个反思，就是说在这种同病、同证的情况下，其实还有一些细微的东西，我们是没有办法全部去解决的。所以随着这种反思，我们就看到，我们不能觉得我这一个方就能解决一个病的问题或者一个症候群问题。必须要根据病人的情况等多因素多角度用其他的方法。所以，我们就提出来一个因时间或因这种节气的变化用不同的方法，或因病人的整体状态不一样而用不同方法。

第一个我们随着四时之变化，春生夏长，秋收冬藏。这是阳气这种适时的变化。所以看到失眠病人在春天的时候，他除了一派阳虚的变化现象之外，还有一个现象就是肝气不能疏达的矛盾更是明显。所以更要用一些针对肝气疏达力量的药物，去疏导他，所以有桂枝以疏达木气。还要看到在夏天的时候，我们中土湿的现象会非常明显。所以，在这个法则之内，

道法自然，因时制方

必须要解决中土的问题，解决痰湿的问题。所以，我经常会在夏天用茯苓和法夏去解决中土的问题。而到了长夏之后，或是在立秋之时，我又看到一种现象，很多病人胃胀满不能入睡，那这又是一个什么样的情况？我们感觉就是一种相火不降的现象，那治疗相火不降现象比较有代表性的方子应该是小建中汤。以前我怎么想也不会想到用小建中汤治疗失眠。但是后来随着发现一群病人的问题在某个季节解决不了的时候，我就用这种思维的方式，不断去思考，去探究他们的问题所在。

所以，在升极而降，或降极而升这两个位置的时候，我们要根据病人的不一样，用我们刚才所说的桂枝法、四逆法，可能是整个大法，来统着这些病人。但是还有某两种力量，有不能战胜自然的这种力量的时候，必须要用这种顺自然之法的力量去调控，去达到这种顺降的目标。所以，我们说圆运动不圆的时候，还有一批病人我选用的是金水六君煎。我感觉金水六君煎就是既开了中焦，又把我们的相火进行收纳、收降的一个很好的方子。我为什么会有这个思路、想法用在这里？因为我去年，好像是秋天的季节，我得了一次感冒咳嗽，因为我原来是寒性体质的人，所以他们很容易就说给我用小青龙法治疗我的咳嗽，好像我的咳嗽好了一点，但是，总是收不了根，就是一咳甚至是肾气不固的那种表现都出现了。而且那一段时间可能熬夜特别多，同时我的中焦的枢转力不好，我就自己试用了金水六君煎的方法，吃完这个方子之后我感觉我的咳嗽好了，同时我的睡眠得到了改善。那我就想有一些病人是否也可以用这种思路呢？所以，我就在秋冬相火不降的时候，去用这种金水六君之法。所以说每一次的方法、思路的形成，都是我遇到一个问题的时候，我又去寻找老师帮我解决，所以，我前面说最近有些新的病人特别多汗、烦、晕的表现，我现在还没有得到很好的方法去解决这些问题。

另外一种现象就是这两个对角点，一是肝气生发不足，或是阳气郁滞而不升。这种现象特别常见于老年人，他确实是该升不升，贮藏不深。他总是感觉虚虚的、晕晕的，长时间感觉到疲乏现象，表现为收藏力不够，所以我也是慢慢寻找到，一个就是柴胡桂枝汤法，另一个找到的是温氏奔豚汤法，去解决这两个轴上的问题。这样就不断地去完善整个圆运动，让我们春天生发疏达目标达到。然后，夏天的阳气这种枢转目标也达到。所以，就是说我在这个过程中，在不同的季节里面我遇到不同的困难，我让阳气去归位。秋天我们会多用一些五味子、乌梅这种酸收的药物。而到了冬季，我要加强固本培元或者用一些血肉有情之品去填肾精。这就是我们在不同的季节里面做调整的方法。对于一天来说，我们的用药也要讲究，因为白天是阳气生发之时，我们会看到很多病人，特别抑郁症的病人，其实他白天是生发之力不够的。而到了晚间、午后应该是阳气潜藏之时了，所以我主张医生看看自己的方药立意，到底是让病人生发之后收降，还是直接让他收降为主，而不关注生发，所以，如果你以生发来解决收降，基本上应该让他白天去吃药，千万不要让他晚间吃药，否则你的药力让他过升了；假如你这个药物是让他收降，那你就晚上吃也可以。所以，我们在服药的时间选择也要顺四时之变化，按照患者的矛盾点来去做，才能去解决这个问题。

　　另外，我觉得还有"因地"的问题。因地就是要考虑到我们地处南方，南方人往往阳盛在外，而且我们生活的习惯、湿邪的困阻导致很多人的中焦枢转得不好之后，出现阳气不能归纳的问题，不能形成这种循环无端的过程。所以，在我们南方要考虑我们自己这个特点。还有一个，在《圆运动的古中医学》书里面强调了，作为一个医生还要看一个什么现象？还要看一个现象就是说要看你现在所在的年份里面的气候升降浮沉的变化，还要看上一年气机的升降浮沉的变化，才能更好地掌握人体的那种寒热病患的问题。有一句这样的话，说："伏天雨大之年，太阴病寒者少。"因为相火下降之时能够收降了。假如是伏天之时，干热无雨，相火不能下降的话，必生下寒之病。其实它为什么能指导我们治疗？是因为它前一个节气的运气的问题。太阳照射给我们地球表面的热能，是否能够很好地收藏会影响到我们今年的状态。

　　今年的状态也会影响到下一年，或者说今年我们用了什么药，也会影响到整个气化的过程。所以做一个医生难，特别做一个好中医更难，难在哪里，难在你要善于观察自然，善于观察病人所接触的环境、情绪，更难的是把表面现象跟内部的现象很好地去明晰。所以，我觉得在我的学习过程中，对比我自身来说是有了一点进步，因为我已经走出了原来的所谓"学院派"那种简单的辨证论治的思路，慢慢走到了一种去观察自然、观察人的生命变化的思路。所以，这种路子我可能还会走很长，才能真正达到我自己所追求的状态。我也希望在座的老师给予我更多的帮助，指出我更多的问题，以后我们会走得更好更远，让我们的中医真正能够帮助更多的人，有不到之处，也请各位多指教，这就是我们希望要做的事情，谢谢大家！

扶阳论坛❹（第二版）

道法自然，因时制方

89

孙永章： 刚才广东省中医院的杨院长给大家做了一个非常精彩的报告。正如她自己提到的，我们这一代学院派出来的中医，应该说受西化的影响很多。今天杨院长从中医原创的思维角度，阐述了自己在学习过程当中"道法自然，因时制方"的指导思想。开始的时候，她就再三地强调，我们来参加扶阳的学习，一定要明理，昨天刘力红老师也是非常明确地提出，构建生命之极得知理。那么和今天杨院长提到的知理实际是一个互补的内容。我们今天上午也聆听了英国专家五行针灸的报告，我觉得她的报告中也重点提到精气神的神，这种层面的理其实对我们都是非常好的开示。那么今天下午杨院长对圆运动之理，对气机升降之理，以及中焦气化之理，进行了一个非常好的阐述，尤其还结合着用药，应该说也是一个跟临床密切结合的指导思想。对于我们以后学习扶阳，提高中医理论层面的知识，确实具有很好的指导意义，最后让我们再一次以热烈的掌声，感谢杨院长的精彩报告。

另外补充一点，明天上午刘力红、卢崇汉老师答疑，大家今天下午务必及时把你们的问题用正楷书写提交到会务组这边，明天下午是我们这次扶阳论坛特别安排的一个大会交流环节。我对这次大会交流环节给予了非常的厚望，相信我们在座的各位肯定藏龙卧虎，已经有好几位在中医各方面有造诣的专家，给我提出了交流的申请。我也希望其他的专家如果您在某一个方面确实有自己的理解，就请及时跟我们会务组联系。谢谢各位！

五行针灸与扶阳思想

龙　梅

刘力红（主持人）：我们刚刚听了杨志敏院长的报告，上午也很有幸聆听了诺娜老师精彩的演讲，虽然我们在搞中医，我们天天在讲阴阳五行，但是实际上五行针灸是一个全新的领域。如果我们要去涉足这个领域，要去研究这个领域，甚至可能有些人将来会成为五行针灸师，我们都要意识到这跟我们过去理解的阴阳、五行是有区别的。它更加注重从人的层面、从人心的层面、从人性的层面去把握人的五行。像诺娜老师谈到她第一次接受五行针灸治疗的时候，那个五行针灸师更多地问了她的生活、情感、家庭，他对这些很有兴趣，而当问到她的病症的时候，他倒轻描淡写，一笔带过。在这样的过程中能够判断她的五行，给她做了治疗，使她感受到了一个巨大的变化，一个身心的巨大变化，就这一次针灸治疗改变了她的人生，使她从此把人生的道路挪到了五行针灸这样一个轨道上来。

这就给我们一个启示，过去我们当医生，可能我们更多是注重病人的病症，哪儿不舒服，怎么不舒服，不舒服的性质是什么，可能我们更多地在关注这样一些问题。而对于人，你是什么人，你家里怎么样，你工作怎么样，你情感怎么样，对于这些我们几乎不关心。大家想想看我们临床去关心这些了吗，往往没有关心，根本就没有涉及人，所以这是值得我们思索的。《内经》里面讲，"上知天文，下知地理，中知人事"，而且也讲了"中傍人事以养五脏"，那么人事是什么呢，这是值得我们思考、反思的。听了这一课之后，反正我是有很深的一个触动，我相信各位也应该有一个触动。孙思邈讲了，"上医以德治国，中医以礼齐人"，中医是治人的，那么怎么才能治人？也许透过五行针灸的学习，我们在这方面会有新的发现、新的感受。更重要的是从诺娜老师这里我们看到了意的层面，不仅仅是在生理的层面，还深入到心理层面，乃至于到了最后的灵魂层面。所以我自己感到《五行针灸指南》这本著作，还有上午诺娜老师的这场报告都是值得我们好好思考的，如果我们碰到这样的问题我们不去思考，我觉得不可思议。

下面将会由诺娜老师很重要的一个弟子龙梅医生来跟我们做下面这场报告。我在《五行针灸指南》的序里也写到了我跟龙梅医生的因缘，她是成都中医药大学毕业之后，1997年就到了荷兰，嫁了一个荷兰的老公，在荷兰中部的一个小镇定居，然后开了一个中医诊所，主要是用针。在她给我的印象当中，她是一个很好学的人，她自从用针之后就尝试各种针法。去年的元月她给我写了一封长信，现在我们都习惯用电脑，写在纸上的十页纸的长信是很少的，这封长信我觉得起了一个很重大的作用。这封信就是写她跟五行针灸相遇的因缘是什么，是她的一个病人，一个久治不效的病人，她放弃了，病人也放弃了。放弃几个月之后，就像诺娜老师是在舞厅跟五行针灸相遇，龙梅是在一个超市里面跟这个老病人相遇，相遇之后就问这个病人情况，病人说她好了。怎么好的？病人说去扎了五行针灸就好了，并且告诉她一个信息，说最近有一个五行针灸的培训班。于是乎，受了一些刺激，说怎么在我那儿治那么长时间治不好，怎么用五行针扎扎就好了？所以她就带着这个兴趣去参加了五行针灸的学习班，这一下不得了，参加过这样一个班之后她就深深被五行针灸的魅力吸引，然后毅然投入到了这个行业，一门心思投入在五行针灸里面。大概过了一年多，她一边在学习一边在用，一年多之后她给我写了这封信，她讲述了她怎么深深地爱这个五行针灸，五行针灸怎么改变她的人生，怎么成为她人生的归宿。看到这封信之后我深受感动，我说一个人如果能这样去学一个东西，哪怕现在不怎么样，将来一定会成为大师，就像诺娜老师这样。而且这样一个优美的理念，五行针灸这样一个理念也深深地感染了我、打动了我，那么好的东西一定要请她回来跟我们讲讲，介绍一下。所以2010年7月份，我们请了龙梅老师到我们经典中医临床研究所里面。应该说那是在中国第一次介绍五行针灸，讲了一周，然后我的学生们听了之后他们就行动起来了，现在在我那里已经开设了一个五行针灸的门诊，他们已经在用，而且尝到很多甜头。有一些病人的效果是不可思议的，一旦你判断对了，用五行针灸治疗，确确实实发生了奇迹。所以这一次，龙梅老师和她的师父诺娜·弗兰格林一起来到这里，实际上真正开启了五行针灸回归故土之旅，应该说这个钟声这一次是正式地敲响了。我也讲了很多了，下面留更多的时间让龙梅老师自己来讲她是怎么钟爱五行针灸的，我们大家欢迎。

龙梅：尊敬的各位领导、各位长辈、各位老师、各位同仁大家好。此时此刻心情很难平静，首先非常荣幸能够参加扶阳论坛这样的中医学术盛会，同时也很紧张，很惶恐，说句实话，这是我第一次坐在这么大的台子上，面对这么多的观众，我其实更习惯于坐在下面聆听大师的传经讲法，很喜欢那种感觉。同时内心也非常激动，很感慨，因为借着这个扶阳论坛的东风，我们五行针灸这么一门古老而神圣的法脉正式回到它的故乡，所以我想对我们每一位炎黄子孙来说这都是一件很让人心潮起伏的事。这是一个历史性的时刻，能够亲身经历这样一个时刻，我感觉三生有幸，特别要感谢我们的刘力红老师。我跟刘力红老师最初也是因为《思考中医》结缘的，感谢刘老师的慧眼，感谢他的感召力，要是没有这个，我想五行针灸的回归不会这么顺利，至少现在看起来是比较顺利的，今后会遇到什么样的情况也不知道，虽然在我给刘老师写信之前我们也没有打过什么交道，但是我是深深地感觉到，体会到他对中医的那种赤诚之心。为什么刘老师有这样一种感召力，我觉得这样说并不过分，我深深地感觉到，就是"为生民立命，为往圣继绝学"。

今天我是以学生的身份向大家汇报，其实我学习五行针灸的时间并不长，才三年的时间，向大家做一个汇报，汇报我的一些感受和体会。因为我在各个方面的经验、阅历，还有自己的领悟力各方面也有限，所以我就我现在的一些体会给大家做一个汇报，当然内心还是很忐忑的。但是更多的，我觉得当我谈到五行针灸的时候，我内心充满了赞叹，很激动。赞叹天地造化，赞叹生命的神奇，赞叹人性的纷繁，无尽的纷繁之后又能回到至简。所以对于五行针灸充满了热爱，我很愿意在这个地方给大家分享这样一种感情。

我这几年对五行针灸有一些体会，或者说在这个实践当中有一些进步，我要感谢两位老师。第一位是我学习五行针灸的启蒙老师，我最开始就是跟他学习的。第二位老师就是我的恩师诺娜，我对诺娜老师的感情其实很难用语言来形容，她不仅是授之以术，最重要的，特别让我感动的，是她以心传道，让我感到面临病人时的那种慈悲，还有她对五行针灸的那种执着和热爱，整个身心沉浸在其中。我觉得这是对我最大的教诲，下面这一段话我想用英文跟诺娜老师讲。我感谢她的教诲，用我们的心来理解五行，带着慈悲心面对病人，感谢她为传承五行针灸所做的一切。

（诺娜老师离场）

龙梅： 每一个人的一生都有很多难忘的经历，回想我的人生，我感觉最神奇的难忘的时刻，就是我第一次听到五行针灸的时候，刚才刘老师说

五行针灸与扶阳思想

是在超市，实际上是在我们那个地方的一个集市上。当时我第一次听到这个病人跟我说的时候，因为这个病人也学了一些中医，所以她大概能讲一下五行，当时我一下子就觉得有一种心灵的震撼，其实没有什么理由，也没有什么原因。我当时一下子就觉得这就是我一辈子在找寻的东西，我就学它了。这个时候，好像有一首歌叫"千娇百媚我就爱这一种"，当时感觉我就是被它迷住了。现在三年过去了，这种感觉还是有增无减，我被五行针灸的魅力深深地吸引。今天有两个小时跟大家做汇报，很难在这两个小时之间把五行针灸的魅力展现给大家，不要说两个小时，就是二十年我觉得都不够，它的这种魅力需要我们用一生来体会来领悟，甚至这一生都不够，因为我们诺娜老师说，如果还有来世，她下辈子还要办一个五行针灸学校，社会上不管做什么工作的人都可以来听，但主要的目的不是为了训练五行针灸师，就是让大家理解五行，一小部分才是针对针灸的。所以，千言万语也说不清我对五行针灸的热爱，我希望我们今天下午能有一个比较轻松愉快的气氛，因为我其实也是火行人，所以大家太严肃我也会很紧张。

今天我的汇报大概分两个部分，前面一部分是对五行的核心理论、最基本的精神做一个大概的介绍，第二部分是五行针灸跟扶阳思想的联系。

五行针灸的基本精神和最核心的东西一直以来是没有文字记载的，虽然有上千年的历史，但它都是口传心授的，如果说现在有了的话，就是今天上午刘力红老师说到的他作序的那本诺娜老师的《五行针灸指南》，也是才刚刚出版的，读到的人还不多。所以我自己做了一些总结。

五行针灸最基本的原理，顾名思义，它是以五行作为诊断治疗的核心，一切都是围绕五行展开的。它实际上就是从五行的角度来认识生命的。

第一点，人是一个五行的组合体。我们有一句话，"万物皆备于我也"，那么我们也可以说"五行皆备于我也"。如果我们五行缺了一行，我们不可能来到这个世界上。五行缺一不可，木、火、土、金、水这不同的五行实际上代表了塑造生命的五种不同的生命力，代表了生命力的五种不同表现形式。

我们每个人都是由五行组成的，但是五行的组合可以说是无穷无尽的。因为这种无穷无尽的组合也造成了我们人的纷繁，这个世界上没有两个相同的人，哪怕双胞胎都不可能是相同的，没有两片相同的树叶，所以每一个人都有独特性，因为它有无穷的组合，它就是一个多样性。但是不管怎么纷繁，它都在这个五行之内，所以同时又具备一种简单性。我们用五行来归纳生命的表现形式，实际上就是多样性和简单性的完美组合，不管从艺术的角度，还是从任何一个角度，凡是符合这个规律，多样性和简单性能够组合，它是符合一种道的，用美学的话讲多样性和简单性的组合它就能产生美。这是其一，人是一个独特的五行组合体。

其二，人的身心健康取决于五行的平衡、五行之间相互的平衡。郑钦安的书里面讲，"万变总在阴阳五行之中"，因为五行是表现生命力的不同形式，生命包括有形的身体，包括我们的精神，还有我们的心灵，所以这个五行平衡实际上不光是指我们身体的平衡，它还指我们精神、心灵、灵魂的平衡。身心的健康取决于五行的平衡，但是不是说每一行各占20%，这个平衡是有前提的。在五行当中有一个主导一行，每一个人有一个主导的行，这一行的平衡决定五行，也就是说如果这个主导一行平衡的话，整个五行就平衡，这个平衡是在有主从关系上的平衡。我们说主导，今天上午我在听诺娜老师讲，她就强调这个传承必须是一种有活力的、有生命力的传承。在这一代代的传承中，我们要赋予它一些新的生命力，要不然这个传承就死了。所以我们卢师，他在钦安卢氏的基础上，他又有他的补充，输入了新的血液，使这个传承更加传统，更加具备新的活力。诺娜老师提出这个主导一行，这是我的翻译，实际上她在书里面所说的是护持一行，我觉得这是她个人的一个提高，我觉得华思礼教授是五行针灸的一代宗师，他所说的是疾病的起因。诺娜老师提出的是护持一行，护持是什么？护持生命，所以我感觉说"护持一行"可能比翻译成"起因"，翻译成"主导一行"更方便一点，实际上也更进一步一点，这是我个人的体会，护持核心一行的平衡，全体就平衡。反之，就失常，五行就不能平衡。核心这一行，护持这一行跟整个五行的关系，可以用很重要的一句话来描述："一荣俱荣，一损俱损。"就是说平衡是由核心护持这一行决定的，它其实是一个起决定作用的因素。一切疾病的根源也是从这里发出来的，有一句话叫"万变不出阴阳"，我们也可以说是"万变不出五行"，具体来说就是"万变不出护持这一行"。既然万变不出这一行，不管这个变怎么纷繁怎么复杂，但是核心的只有这一点。接下来这个治疗我们就只是治疗这个护持一行，怎么治疗这个护持一行？我们护持、支持，永远是这样子的治疗，因为我们今天不是做临床研讨，所以在治疗方面我会提到一些大的原则，不会说很具体。

大家从这五点可以看出，第一，人是五行的组合体，五行皆备于我，还有无限的多样性。但是核心这一行跟他的平衡是起决定作用的，"一荣俱荣，一损俱损"，疾病的根源是从这里来的。所以华思礼教授称它是疾病的起因。因为万变不出这一行，疾病的根源就在这儿，不管是什么病，《内经》里面有一句话叫"五脏六腑皆令人咳，非独肺也"，实际上也是这个意思。不管什么样的病，不是说肝炎、肝癌就是木行出了问题（木行不一定是起因），也可能是其他行出了问题。所以五行针灸在诊断和治疗上实际上突出了一个简单性。因为既然万变都离不开核心这一行，那么我们只需要把这一行找出来治疗，实际上只要找到这一行就找到了根本，我们只针对这一行治疗。下面我们还会具体说一下怎么针对这一行进行治疗。

刚才我们说了五行平衡，具体就是说护持这一行的平衡决定了我们身心的健康。我认为这个五行的平衡实际上就是我们人跟天地五行的这种平衡，也就是人跟天地取得一种平衡，五行失衡的实质是什么呢，就是我们跟天地不平衡，跟天地不相通。

下面我再继续说说护持一行，我们"人禀天地之气而生"，每个人都有他自己的护持这一行。为什么我这一行是火，其他比如你是木，他是金，另外一个人是水，为什么是这样子，而且每个人的护持一行是终生不变的呢？我感觉这个跟每个人出生的时间、生辰八字没有直接关系，这是天地的一个秘密，是上天的一个恩赐，你就是带着这个秘密来到这个世界上的。今天上午诺娜老师也说过五行赋予人一种天命，或者让人带着一种使命。所以护持一行是先天的，是一个人最强的那一方面，同时往往也是最弱的。我举个例子，诺娜老师跟我的护持一行刚好是一样的，都是火行，首先是君火，这个五行还要分君火、相火，你是君火的话你就有一些别人所不具备的能力，比如说她有很好的交流沟通的能力，可能其他一行就没有这样一种能力。但是，因为这个是你的强项，同时也就表示这一行的负担是最沉重的，因为主导这一行要维护整个五行的平衡，它的责任最重大。所以它实际上就是一个家的家长，责任肯定是最重的，最辛苦的就是家长。所以，这就像所谓的"成也萧何，败也萧何"，所以我们需要在治疗当中永远去支持它。

我们在临床上看到的复杂的疾病，都是五行全都失衡了，特别是一些慢性病，一些重病，各种各样错综复杂的症状。而五行针灸只是去找这么一个核心的东西，认为这就是万病的起因。刚才我也说到五行核心这一行失常的情况，它可以是太过，也可以是不及。但是我们刚才讲到了核心这一行它所承受的重任，就像"阳"一样，它是生命的主宰，我们主导的这一行实际上也是生命的主宰，理论上可以说有太多、不及，但实际上它永远是一种不及的状态，就像这个"阳"，从实质上全面来说，它没有太过的时候，这个生命这块"阳"是唯恐不及的。所以为什么要扶阳呢，就是我们主导这一行有可能表现出来也是太过，但是本质是虚的，这也就决定了治疗的时候是护持，没有说要泻它，永远是要支持它。

治疗我刚才也提到了，实际上我们这个治疗是在求本，中医说治病求本，在五行针灸里面我们这个本就是去找主导这一行。我们治疗的重心实际上不在病上，为了治病，我们需要找出来这五行里面是哪一行出了故障，我们要找到这个行然后对他进行治疗。也是因为我们每个人主导的一行不同，所以治疗完全是因人而异的，同样的一个胃病或者同样的一个咳嗽，如果这个人的核心这一行是不同的，那么治疗的方向是完全不同的。所以五行针灸在治疗方面是专注于主导这一行，因为这是疾病的本，这是第一点。

第二点，因为需要在护持一行这个根本上进行治疗，所以它实际上体现了一种至简，等会儿我会有一个例子给大家，就是我们怎么来做这个治疗的。五行针灸就是简单到不管这个病有多复杂，比如说这个病人我判断他是木的话，最后我结束的治疗也就是在肝胆二经上面各取一个穴位，也就是对他的木。当然这个治疗也有另外一个次第，我下面也会提到。实际上它也是突出一个专一性，就是解决核心这一面，其他的问题都是枝叶。《淮南子》里面有一句话叫作"从本引之，千枝万叶，莫不随也"，所谓千枝万叶就是千病万病，或者是各种各样的症状，所以我们治疗的时候真正特别关心的不是病人的症状，我们关心的是他的五行。我们要找到他的五行，我们必须要知道这个人是一个什么样的人。诺娜老师就总跟我说如果你不了解这个病人，你怎么可能给他做治疗呢？不可能的。就像刚才刘老师提到的"十问歌"是明代的，而《灵枢》中有一篇叫"口问"篇，那个时候他对我们作为一个针灸师对病人应该问什么，根本没有说"一问头身二问汗"，不是这样一种标准的程序模式，而是"临病人问所便"，就是说因人而异，问什么便呢？问他的家庭，他的工作，他的事业，这些东西是因人而异的，所以那个时候实际上是这样要求的，就是"临病人问所便"。所以我们知道了核心这一行，也就知道了这个疾病的本，也就是知道了这个一，知其一者，一言而终。

大家知道了护持这一行对于我们生命的重要性之后，下面我们就说如何来找到这一行，这也是大家很关心的一个问题，这也是五行针灸的很大的魅力之一。

在《灵枢》里面已经提出来了我们怎么去发现这个五行："睹其色，察其目，知其散复；一其形，听其动静，知其邪正。""睹其色，察其目"，实际上就是我们说的察言观色，实际上这种是中医诊断本来应有的面目。说到这儿，就要说到五行针灸传承的特殊，我们祖国的传统医学，最初是在唐代开始传到日本等东方各国，然后到了世界各地。在中医西传的过程当中，它到了国外实际上就在那里留下了。我们后世学到的中医可能更多的是明清这个时候的，跟唐代传出去的已经有所差别了，我们现在接触的五行针灸很可能就是那个时候保存下来的，可能更是它的本来面目，现在我们听到这些东西觉得有点陌生，可能这是因为当初传出去留在国外，然后又回来的时候，跟我们现在见到的，我们所了解的已经有一些差异了。

五行针灸认为主导这一行主要是从四个方面表现出来，我们诊断就靠这四个方面。全部都是感官，诺娜老师今天上午已经提到，就是靠我们的眼睛看，靠我们的耳朵听，靠我们的鼻子嗅，还有靠我们心的感觉。我们依靠的这四个全部都是感官，最后一个是情，就是感觉病人的情志，所有的这些东西都是很直观的。比方说你看到这个是红色，你看到这个是绿色，不是你想出来的，或者一瞬间你闻到一个气味，这是一种直觉的感受，跟思考是没有关系的。那么为什么我们要依靠这个直觉呢，好像觉得我们看病只靠这种好像是没有把握的东西，怎么这么不实在呢。实际上我们想想这种感觉，包括我们的看、听、闻、嗅，这些东西都是怎么来的，实际上这个感觉是从心来的，而心是什么呢，心是君主之官，心是主神明的，神而明之。所以我们实际上强调这些诊断依据，也是突出了对心这个神明之官的强调。我们大家都说，好像我也能看，我也能听，可能嗅觉也特别灵敏，但实际上我们每个人虽然在看，实际上也可以说是视而不见，我们在听，但实际上往往是听而不闻。《内经》里面五行的特征写到了五声，呼、笑、歌、哭、呻（呻吟），这五声是与五行相对应的，有对应的一个系统。那么什么样的声音是哭，什么样的声音是笑，什么样的声音是歌，什么样的声音是哭，你能听见吗，在别人讲话的时候你能从这个声音里面体察到他的那种情绪吗，这个是五行的表现，但是我们后天已经渐渐地丧失了这种辨别五声的能力了。

所以华思礼教授曾经说过，我们五行针灸师真正要学习的最好的感觉、最敏锐的感觉是哪一种呢？是一岁以内的婴儿的感觉，婴儿那个阶段完全是用感觉的，他能判断出周围的人哪个是安全的。但是到了后天，我们的能力都集中到了大脑了，所以这种直觉、感觉的能力是越来越差，但是我们都有天赋，这是天地赐予我们的一个礼物，我们每一个人都有，我们如果要搞这个五行针灸的话，我们必须重新训练这种能力。等会儿我有些照片给大家，应该会给大家一点感觉，我们要习惯于用一种新的目光来看这个人，这个需要我们去训练。

比如我觉得这个人的眼睛里面有金（行），我觉得那个人的眼睛里面有水（行），我看另外一个人的眼睛我觉得这是有火（行），这是一个训练过程，如果你愿意的话都能够重新学会的。仅仅是这一点，就是值得我们去学的。

华思礼教授就说，你想想，你每一天都在进行这些训练，训练你自己的这种感觉，这是多么美妙的一种感觉，通过这个训练你能够更加认识这个人，对五行会有一个更深刻的体会。所以我们五行针灸靠的是感觉，真的是跟着感觉走。说实在的，这不是什么玄妙，实际上说穿了就是跟着我们的心，跟着我们的直觉。就像今天上午诺娜老师也引用了乔布斯的话，就是我们要有勇气追随我们的心灵和直觉，他已经告诉你将会成为什么样的人，所以这是五行针灸特殊的地方，也跟我们平常看病很不一样的地方。

今天上午讲到了这几方面，我们要看颜色，听声音，包括嗅气味，开始的时候会比较困难，但是比较容易的是从这个情字开始。比如你跟某个人相处的时候，你会觉得这个人很亲切、很和蔼，很容易接近。而跟另外一个人相处，你可能就觉得明显有一种距离感，或者你跟另外一个人接触的时候，你会觉得心里面有一点说不出来的紧张和不安，你不知道该怎么跟他相处，是不是？大家肯定都有过这样的感觉，为什么我们对他有一种特殊的印象，或者一见面你就觉得相互之间有一种缘分，为什么会这样子？为什么对方会让你产生这种感觉，这个就是他的主导这一行给你的感觉，就是说你跟人相处的时候，我们已经下意识地立刻就产生了某一种情绪或者印象、感觉，要学习训练的话，这个是我们能够体察到的，我跟刚才这个人接触的时候我就觉得心里好像很高兴，我能体察到我自己这个情绪的时候，这是属火才会给我这样的感觉。我们要学习训练自己的这种感觉力，开始是一种下意识的反应，这个下意识的反应是没有经过大脑的，因为你要想我刚才是什么反应的时候，这个东西恐怕一下子就没了。那么我们要做五行针灸师的话，我们要培养的、训练的就是我们自己这种下意识的感觉。这个感觉实际上就是个镜子，它把对方五行的表现反映在这里面，这就是我们诊断所需要或依靠的。

我学习五行针灸之后，对《内经》里面的一句话有了一点切身的领悟，领悟到之后我觉得特别激动，在这里很愿意跟大家分享这句话。这句话就是"人以天地之气生，四时之法成"，这句话给了我特别的感悟，我的的确确体会到了，我们作为人，天地四时的影响在我们身上无处不在地体现着，给我们身上烙下了深深的印记，这个印记就是五行的印记。天地四时具体的特征说来就是春夏秋冬，在我们身上留下的印记也就是这个春夏秋冬的印记。这种印记在我们的举手投足之间，在我们的眼神里，在你的每一个动作，在你走路的姿势，就是说在你的举手投足之间都有，通过学习五行针灸你就能够来捕捉这些东西。在这个捕捉的过程当中，总是充满了乐趣，好像永远会乐此不疲。为什么这个人会有这种动作，为什么他走路是这样子的，为什么他对这个事情是这样一种表现的态度……这些反映的方式都是因为五行。实际上你的言语动作、你的举手投足、你的眼神都是五行的表现，都是你的主导这一行的表现。

下面我们看《内经》中的四时五行。先看春三月，春三月就是木所主了，它是"此谓发陈，天地俱生，万物以荣"。在我们人身上，如果天地给这个人赋予的是木，那么他的身上就有木这种"发陈，天地俱生，万物以荣"的特点，他就具有这种欣欣向荣，破土而出的这种特点，这就是木。如果他是一个"木人"，我不喜欢说"木行人"，我觉得说木行人好像就把这个人固定在这是一个行，贴上了一个标准化的标签，因为人是活的，他是很活泼的，我们观察周围，一个人有了这个木，他就有一种行动力，充满希望，带有春天的生机。我们说一些属于木行人的名人，大家应该有一点印象。今天上午诺娜老师也说到木行人，刚开始我们去听他们的声音的时候肯定不习惯，但是这有个过程，因为我们平常不是这样子去听的，也不是这样去看人的。我们为什么能感受到他的这个怒呢，因为这个人很有生机，有一种爆发力的感觉。这个我不会太深入去讲，只是给大家一点感受。

"夏三月，此谓蕃秀，天地气交，万物华实，夜卧早起，无厌于日，使志无怒，使华英成秀，使气得泄，若所爱在外，此夏气之应，养长之道也。""蕃秀",指繁荣秀丽,阳光绚烂,花儿盛开,"天地气交,万物华实"。看这句话,夏天在五行当然是火。火是渴望与人分享的,这个"所爱在外"实际上是一种分享,为什么它需要分享呢,因为它在分享的时候,当别人得到一种快乐的时候,能温暖自己,这就是火的心。今天上午诺娜老师举的郎朗那个例子,说看到他就感觉他要逗大家笑,在每个人因为他说的话开心大笑的时候,实际上温暖了他自己的心,所以诺娜老师说大家给她掌声,她能够看到大家的笑脸的时候是温暖了自己的,火当然想分享温暖,如果他感受到大家的这种温暖,实际上是温暖他自己的,所以火是需要给予,需要分享的。这是我理解的"所爱在外"。火是喜,我们是五行兼备的,每一行的人都会笑,不是说只有火才会笑,但是火行人是跟其他人不同的,火笑起来才最有感染力,能够感染得你不由自主地想跟着他笑,而且他的眼睛是在笑。还有周润发,我看了他的一段录像,他真的是火,让人好开心;再有一个是著名的网球运动员李娜,她的笑是真正发自内心的一种很灿烂的笑容。我们就感受到这种火的笑容,觉不觉得有一种力量在温暖你、感染你?

"秋三月,此谓容平。天气以急,地气以明;早卧早起,与鸡俱兴;使志安宁,以缓秋刑;收敛神气,使秋气平;无外其志,使肺气清,此秋气之应,养收之道也。""此谓容平",就是成熟、平静。这个五行是金,金的人就有这种成熟、平静,哪怕是一个小孩子,他已经有这种老成了,生来的老成、睿智,就是金,这是天地给他的,他不是要自己成这个样子的。"天气以急,地气以明",这个"急"和"明",我们大家都有感受。秋天,特别是北方的秋天,这种高、爽,空气的那种透明,那种明晰、清晰,都是金的特点。还有"使志安宁",安宁是金内心需要的一种东西,金都会给人这种感觉,一种心里面的那种安宁感。五行属金的人在我们面前,他身体的动作都会很少,最多头动动,整个人都很安宁。为什么会这样子,这就是禀受的这个金气使然。还有我们刚才提到的"天气以急,地气以明",金是很犀利的,他有这个"急",有这个"明",所谓"明"就是说他有一种洞察力,他一瞬间就能看到事物的本质,这就是金。他天生就有这些,这就是老天爷给我们的一个赐予,一份礼物,一个馈赠。我突然想到有一句诗,"我的人生如果能闪烁小小光芒,都是因为我所爱人的馈赠",如果我们的人生能够闪烁小小光芒,都是因为五行的馈赠。金是收敛的,气质也是内敛的,我们在看这个金的时候,我们要习惯用另外一种眼光来看人。

今天上午诺娜老师也说，那么我们最简单的是看眼神，金的眼神有一种沧桑，很深远的感觉。张艺谋就是非常典型的金行人，看到他的照片，首先吸引你的是眼睛，是这种眼神，张艺谋的眼睛充满了忧郁，不是说有一个事情让他很难过，金行的人平常就是这种眼神。王菲也属金，我们有时候不容易感觉，你可以刚开始的时候把其他的五官都挡住，只留一双眼睛，这个时候她眼睛透出来的那种眼神，就觉得她是沉浸在她自己的悲哀里面，在她自己的世界里面，别人是靠不近她的，金是给我们一种距离感的。

然后我们说到："冬三月，此谓闭藏。水冰地坼，无扰乎阳，早卧晚起，必待日光，使志若伏若匿，若有私意，若已有得，去寒就温，无泄皮肤，使气亟夺，此冬气之应养藏之道也，逆之则伤肾。"冬是闭藏的，为什么要藏，为了生存，为了生命的可持续，所以必须得藏。这是水的特点，如果我们人禀了水这一行的话，他就有一种藏的特点，他不会像木那样子很鲜明的，直来直去，表现在外，他就是有隐藏的那一面，有点神秘。水是最神秘的，比如说我们看大海的水面没有什么波浪，但是下面波涛汹涌，所以水就是神秘的，水行人他也有神秘的这一面。实际上我们学习这个五行，就是要观察自然，在自然中去体味。水是主恐，这个恐在哪里体现，就是在眼睛里面去捕捉这个恐。除了眼神，当然还有颜色，还有声音，还有气味，都是大自然给我们的烙印，其他的几个方面比较复杂，我们不可能在这个地方来讲。但是这个眼神是能感受得到的，我希望大家能感受到这一点。我觉得李连杰也是水，他的眼神非常警惕，这种眼神就可以视为水的眼神。我们说五行透过什么表现出来，无处不在，可以说这个眼神中就可以集中地反映出这个人的主导一行。通过眼神引发出来的我们的感受完全是不一样的，这个就是情，透过这个眼神，我们感受的是我们内心的一种反映。

在我们结束之前还有一行，就是土，土有双向性，在自然界中土是承载万物的。土天生就有一种厚重感，我们很难想象，一个以土为护持、核心一行的人会喜欢跳高或者是短跑，因为他是承载万物的，所以他不可能快起来的，他是脚踏实地的。像跳高这种事情是往高处，那是金比较喜欢的，或者是火，火是向上的。土有双向性，因为木跟火都是向外，外向的，而土是一个转折，双向性的人一方面他给予，一方面他要有所求。那土，特别是在土失衡的时候，他需求、渴求的那一面就表现得特别明显。克林顿是比较平衡的，他想拥抱这个世界。戴安娜给我们大家是什么样的感觉，

扶阳论坛④（第二版）

五行针灸与扶阳思想

第一个印象是觉得她好可怜，网上可以查到她非常著名的一张照片，当时她刚好在离婚的时候接受记者采访，谈她跟查尔斯的婚姻，她说了这句话，她说婚姻里面有三个人，婚姻太挤了，她必须要离婚。当时那个电视采访全世界不知道有几亿观众在看，她的那种需要别人同情她、理解她的那种眼神，实际上全世界都在同情她、关注她，但是你就觉得，全世界的同情都还是不够的。土失衡的时候，她给人的那种饥饿感是那种填不饱的感觉。我们看章子怡的照片的时候，我的感觉是还没到戴安娜那种可怜的眼神，但是她这个眼神我就感觉好像地心的引力一样，把你拽上，觉得需要你去同情她、关心她。我当时一看到就觉得有好像被她吸进去的那种感觉，因为土是有这个向心力的。

　　刚才说的就是比较典型的五行，想给大家一个很粗的印象，大家可能会有那么一点点感觉吧。

　　下面这部分是非常关键的，就是五行针灸跟扶阳思想的内在联系。昨天我在听卢老师和刘老师讲课的时候心里面很激动，现在很想把这种激动分享给大家。

　　在我1991年大学毕业的时候我就已经接触钦安扶阳思想了，这个首先要感谢已经去世的民间老中医唐步祺老先生，但是真的很惭愧，其实我学得很不好。我大学是成都中医学院（现成都中医药大学）的，学中医之前，我在中学成绩最好的是英语，上了中医学院，我成绩最好的还是英语，所以五年的大学，我实际上是很刻苦、乐此不疲地在学习英语，并没有好好学中医。后来我热爱上中医，并对中医有了一些见解，要感谢我的恩师唐步祺先生，是他让我真正体会到中医的魅力。但是我跟师唐步祺先生的时候很年轻，那时20岁出头，还是学得不好。我对扶阳思想真正有更多的一些领悟反而是在我接触了五行针灸以后，我对它有了一些新的领悟，这还要感谢刘老师给我出的这个题目，叫我做这个思考。我有一些体会，很愿意跟大家分享。我自己水平有限，欢迎大家提出宝贵意见。

　　实际上我理解扶阳的核心是扶坎中一阳，坎中一阳不单是肾阳，它实际上是能够化生肾阴、肾阳、脾阴、脾阳、肺阴、肺阳的。我想从几个方面来向大家汇报一下我理解的五行针灸和扶阳思想的内在联系。

　　首先我们如果从对生命的认识的角度来看，扶阳思想是生命立极于坎离水火，实际上最终是立在坎中一阳。郑钦安在《医法圆通》《医理真传》这两部书中不断在强调这一点，刚才我说了，因为它是在阴，是在极

扶阳论坛 ④ （第二版）

五行针灸与扶阳思想

103

上，所以它并不是肾阴、肾阳，它是能够化生这些东西的，所以它是极，是一个真阳。疾病的本质就是因为坎中这一阳虚，所以在治疗上他始终都是抓住坎中这一阳，就是在一的层面上，这是扶阳思想。那么这个五行针灸里面生命是怎么认识的，是怎么重视这个生命呢？我觉得，从整个诊断治疗上说，五行针灸认为生命力是基于护持一行，护持一行是从先天而来，所以他也是先天的阳。为什么我们要说护持一行是五行针灸对生命的认识？我们刚才前面提到了护持这一行跟其他行的关系是"一荣俱荣，一损俱损"，那么什么时候才是"一荣俱荣，一损俱损"呢，只有合一的时候才可以"一荣俱荣，一损俱损"，只有在"一"，在"极"上它才能是这样子。如果到了"二"的话它就不是"一荣俱荣，一损俱损"了，如果到了"二"，一个荣，另外一个就损，一损，另外一个就是荣。怎么能够证明是这个样子，就是这个生命在一极，在护持一行上呢。因为我们的诊断，我们的治疗，我们看到的病人的变化，疾病的千枝万叶都跟着他这个症状，你抓住了核心这一行，他好像就是一个奇迹，所以我觉得对五行针灸来说，五行针灸对生命力的认识是基于核心主导这一行。所以疾病千变万化，根源上都是在这个护持一行上面的失衡。在扶阳思想里面，疾病千变万化都是因为坎中一阳，坎中一阳实际上不是指具体的一个东西，不是指具体的心阴、心阳、肾阴、肾阳，它是没有形的，因为一成形到后面就是第二或者第三了。这是对生命的认识。

两种失衡，在扶阳思想里面，万变都是因为坎中一阳的虚损，坎中一阳实际上就是不足的，治疗上始终我们扶阳扶的就是这个坎中一阳，并不只是在扶这个肾阳，扶的是坎中一阳，还没有成形的这个。那么在我们的五行针灸里面，我们治疗的是什么？治疗的是主导这一行、护持一行，而且永远都是扶持它。我们五行针灸对护持一行是没有泻法的，自始至终都用补法。所以，从对生命的认识角度来看，实际上它们两个都是在极上面的，这个主导这一行"一荣俱荣，一损俱损"，这是在"极"上面的，也就是在"一"这个层次上才能够"一荣俱荣，一损俱损"。

我们再从认识疾病的角度来看一下这两者有什么关联。扶阳思想中认识疾病的本质是在坎中一阳，郑钦安有一句话叫"病有万端发于一气"，这个气也就是这个元气、真气，这就是坎中这一阳。我们周身的骨节、关节、经络、脏腑，无处不是受这一元真气的流通灌注，各处发病总在这一气中。而五行针灸这里面我们可以说"病有万端发于一行"，发于"主导这一行"，我觉得可以理解为疾病的本质是主导一行的虚损。

我们从对生命的认识角度，从对疾病的认识角度，这两者都是在"极"上面对生命的认识，如果从一二三来分，它实际上在"一"上、在"极"上治疗，所以五行针灸的治疗就是这么简，不管病情怎么复杂，它治疗体现的是至简。

扶阳思想的核心和最终目的是要扶持这个阳，坎中这一阳是我们最终的目的。要达到这个目的，也就是说要达到这个生命的可持续，要达到生命立"极"的这样一个目的，那是有路径的，也就是说是有次第的。扶阳思想是很讲究次第的，虽然大家都看到或者都理解是坎中一阳，那我们来扶坎中这一阳，为什么很多时候我们达不到这个效果呢，就是这个次第的问题。在扶阳思想里面，这个次第是靠什么呢，靠六经这个路径。具体来说就是仲景那句话："观其脉证，知犯何逆，随证治之。"他是根据这个次第，根据这个脉证来走，在五行针灸里面，脉证是非常重要的，那么五行针灸怎么能够达到最终扶持这一行的目的呢？他是非常讲究这个次第的，有一步，在你治疗这个护持一行前面那一步，就是要跟着这个脉证走。所以《灵枢》里有一句话叫"凡用针者，必先诊脉"，完全是体现这个精神的，五行针灸有它独特的脉证，大家想了解的话，在《五行针灸指南》这本书里面有更多的介绍。

这个脉证告诉我们的是什么情况呢，它可以反映十四经气血流通有没有阻碍，然后针对性地治疗，非常简明。从脉象上能够发现具体的某一个阻碍，治疗非常明确。比方说小肠经、膀胱经阻滞，根据这个十二经脉流转的顺序，我们只需要从脉证上去发现这个阻滞，对治的穴位都很明确。你用了以后，脉象马上就有一个变化，你立刻就能够体会到。我们在座的不少同仁已经体会到五行针灸这个脉在治疗前后的巨大变化，不仅是我们感受到脉前后的变化，关键是病人有变化。这个脉症实际上强调的，我们生命元气周流不息，必须是通畅以后你才能够去做下一步，才能去扶持主导这一行，因为它是我们生命的"立极"，我们的命根在此，我们要扶持生命的话，就要扶持这个"极"，前面这个路径必须是通畅的，精气的流转通畅了以后你才能达到这个目的。在扶阳思想里面，我们要能够扶到坎中这一阳，我们前面讲的很多要用桂枝法把这些障碍全部疏通了以后，到时机成熟的时候你才可以用四逆法，用四逆来归根回到这个极上来。

我体会，我们每一次的五行针灸治疗，桂枝法和四逆法在一次的治疗中它是可以完成的，它就能够收功。我们回到主导这一行实际上就是一个收功，就是一个归根，这是我自己的体会，当然不一定正确。我记得在《五行针灸指南》上面有一句话，如果我们是针对主导这一行的话，每一次的治疗就好像是跟我们命运的一次潜在的约会。这是西方人的表述，如果用我们中医扶阳的方式来表述，我觉得可以这样说，每一次针对主导这一行的治疗，都是一个生命的归根。所以我觉得扶阳思想与五行针灸很相通的，所以我昨天听到这些的时候我心里很激动。这两者实际上是在这个极上合一，就是治疗极简、至简。

还有一点，昨天卢老师最后是以一个病案结束的，一个发烧的病人，但是在结束之前他讲到这个四逆法，他在做总结的时候说了一句话，这是郑钦安书上说的："四逆法不独为少阴立法，而为三部立法。"这句话我觉得很有意思，也就是说这个四逆法，它是三部，是生命的一个归根，在临床上，它三部都可以去，上中下都可以去。对每一个病人，有可能这个病人是要到上，这个人要到中，另外一个人要到下，这是因人而异，那么它怎么实现？也就是说坎中这一阳是有方向的，一个具体的人他有一个具体的方向，这个方向是什么，我觉得就是东西南北中，就是金木水火土，那么它怎么实现这个方向呢？我在前面已经说过，坎中这一阳是无形的，还不是肾阴肾阳，不是一个有形的东西。那么要把阳扶到他想要去的那个方向，靠的是什么？卢老师说他靠姜，不同的姜，因为卢师对这个姜的使用已经很成熟了，他想去哪里就去哪里，靠的就是这个姜，也就是说坎中这一阳，他扶的时候是有方向的。

我们五行针灸里面，五行中我们抓住主导这一行，就是一个方向，东西南北中，就是一个方向，我们通过那四个方面，颜色、声音、气味、情志就能把这个方向找出来。我们也可以理解为，五行针灸实际上也是在扶这个坎中一阳，但是这个坎中一阳它已经把方向给你了，假定我们已经判断出来这个行在哪里的时候。昨天刘老师就没有继续讲了，没有说用这个姜去上，这个姜去中，但是郑钦安那句话里面的玄机，我的体会就是坎中一阳是有方向的，卢老师他肯定有他的心法，他要去哪里，他知道他要去哪里，他有他的判断。那么我们从五行针灸的角度说，这个主导一行就是给我们方向了，因为坎中一阳他是无形的，这一点我觉得很重要，所以它是极，所以它在"一"，到了"二"它才成为有形的了。

这是我对五行针灸和扶阳的一点体会，还有一点卢老师也说了，治病还是治气，当然二者都是在治气，这个绝对不是在治病。我体会很深的，我实际上搞五行针灸时间才三年，自从我搞了五行针灸以后，真是有一种好像"兵来将挡，水来土掩"的感觉，不是说病人的问题我都能解决，也不是说我们都能判断人家的疾病，这个是我一辈子要学习的。但是心里面真的有一种，不管你什么病，我首先一个念头就是这个人是什么行，你想知道这个人是什么行的时候你必须要去观察这是一个什么样的人。我觉得五行针灸很神圣的一点就是，你看我们面对的每一个人，我们接触的病人，就好像在前台，就像我现在在这个台上，在人生的舞台上，每个人在这个人生的舞台上，我们都是戴着各种各样的面具，或者化着妆。我感觉我们如果真正是要渗透进去，用五行针灸跟病人治疗的时候，实际上我们是到他的后台，那我觉得作为一个针灸师你能够进入别人的后台，别人能把这些展示给你，我觉得对我来讲是一个很神圣的感觉，别人允许我进入他的天地，实际上一个治疗就好像在一个人很困惑、很痛苦的时候，你就陪他走那么一小段人生，给他所需要的一点帮助。五行是这个气，但是这个气不仅是我们在身体上的，还有我们的精神，所以这个五行强调的是神，今天上午诺娜老师这一点讲得很详细，她是重这个神，关注我们的精神，关注我们的心灵。

还有一点，五行针灸治疗的每一步实际上突出的都是阳主阴从，五行针灸有好几大脉症，其中有一个脉症就是"夫妻不合脉"。夫妻不合脉是一个很古朴的提法，就是说他左手的三部脉全部弱于右手三部脉，因为心脉在左侧，左是阳，右是阴，阳主阴从，这个夫妻不合脉是反过来，阴主阳从。夫妻不合脉的实质反映的是心不负重荷，心承受不了了。这个后果是非常严重的，华思礼教授觉得这个夫妻不合脉是一个要命的、有生命忧患的大事，如果一旦发现必须马上纠正。为什么他这么强调夫妻不合脉治疗的重要性呢？我自己体会是因为他实质讲的是这个心，五行针灸这个法脉对心是特别重视，在《灵枢》里面有一段话："心者，五脏六腑之大主也，精神之所舍也，其脏坚固，邪勿能容也。容之则心伤，心伤则神去，神去则死矣。"心为君主之官，所以这是关乎性命的，我们看到有很多心脏骤停、猝死，都觉得没有办法预防。但是我自己就想，这个病人既然出现心脏骤停，肯定已经有很长时间的心脏病了，一定是有这个夫妻不合脉的。夫妻不合脉在精神层面、心灵层面是一种什么表现呢，如果我们看到一个病人很绝望，万事无心，首先你就要考虑他的那种精神状态，考虑是否有夫妻不合脉。现在没时间举病案实例，有很多，比方说那些想自杀的，极度抑郁的，一定会有这个夫妻不合脉。我们发现有夫妻不合脉以后，五行针灸有两组穴位治疗，只要脉症一有，你马上用这个穴位，可以瞬间把这个脉扭转过来。我们看看这几组穴位是如何体现坎中求阳这个思想的。

两组穴位，首先使用水行的穴位，第一组穴位，第一个是至阴，是膀胱经的穴位，第二个是复溜，是肾经的穴位，这两个穴位是一前一后。为什么要先治至阴，因为阴极阳生，这个至阴是在坎里，是坎中金，然后复溜是在肾经上面的穴位。这两组穴位，一阴一阳都是坎中金，也就是坎阳。所以我们是在坎中来求这个阳。临床上面只要这两个穴位一针，先左后右，先针左侧至阴，再针右侧至阴，然后是针左侧复溜，再针右侧复溜，都不留针，针进去是一个补法，就这么一下两个动作，脉象马上能改变，病人的表情面目你马上都能感受到，他可能一下子表现出一种释然的表情，实际上这两个穴位就已经能够把脉象扭转过来。第三个穴位是太溪，昨天卢老师强调了水要土来扶，水土合德，坎中这一阳求到以后要用土，这个都是在坎水里面求的。还有第四个穴位是中封，是肝经的经穴，我的领悟力有限，为什么这个地方要用肝经的经穴，我还没有悟透，大家可以一起探讨。这是第一组穴位。

第二组穴位，我们最后要回到心火、君火，因为夫妻不合脉影响到的是我们的君火（心），第二组穴位是用心的原穴神门和小肠的原穴腕骨，就是这么简简单单的几个穴位，都不留针，但是效果真的可以说是能救人性命。

如果有这个脉象，经过治疗以后，我们还要收功，收功就是要回到他的本行，如果这个人是木行的话，我们就回到他的木行，木行就是在肝经、胆经上面各取一个穴位，就是收功，回到主导一行这个极上来。

今天就讲到这儿，给大家一些比较粗略的体会。

会议代表：为什么第二组穴位用心经和小肠经的穴位呢？

龙梅：第二组穴位取的是心和小肠经的原穴，这两组穴位是固定的，实际上是一种传承，是口传心授的，这个在《五行针灸指南》那本书上都有，我只是分析一下我用这个穴位的一些体会，今天就到这儿吧。

刘力红：我在下面听非常高兴，听着听着我突然有一个感觉，有一种羡慕，羡慕什么呢，羡慕诺娜老师收了一个好的弟子。每一位大师梦寐以求，最期盼的就是能收一个好弟子，这就意味着这个法脉一定能够弘扬和流传下去。我听了这堂课我最欣慰的就是诺娜老师太幸运了，有这么一个好弟子，我想就凭这一点，五行针灸一定能够真实地回归到它的故土，深耕开花，结出茂果。这是今天最大的一点感受，可能也是龙梅老师最高兴的一个感受。我也有一种成就感，就感觉五行确确实实太有奥妙了，所以张仲景他很感叹，他在《伤寒论序》里面说"天布五行，以运万类；人禀五常，以有五脏。经络府俞，阴阳会通。玄冥幽微，变化难极"，对五行的探究，不是才高八斗的话，你很难探究。我们原来可能对这句话不会有这种感受，但是我觉得今天通过上午诺娜老师，还有下午龙梅老师的这样一个讲授，我们可能对这句话有一个感受，就是五行太奥妙了，我们通过它能够更深地认识到人。我就以我为例子，我是属金，所以很多人认为不容易接近我，或者认为我太冷漠了，但不是我太冷漠，我很想热情，但因为我属金没办法。所以请大家海涵，有得罪的地方我在这里谢罪。（掌声）

因为对五行有了很深的认识，人与人之间，我们就容易理解了，为什么他老不说话？为什么他一天老是笑，老是高兴？为什么他神秘兮兮的，总是不跟我说心里话？那你就理解了，否则你很难理解，总是想不通。当我们真正去探究五行的时候，你就知道，老天给他的就是这种性情，我们没有办法，我们不要去逼他，所以这个是很有意义的事情。但是真正要认识五行确实不容易。今天下午起到一点导引的作用，我们一定要启动我们这样一个感觉、直觉。所以学中医，这个感觉是非常重要的。就是那一感，你才会刹那间明白，所以五行的认识也是这样，往往是"踏破铁鞋无觅处，蓦然回首，那人却在灯火阑珊处"，好像都是这样一种感觉。应该说不管我们今后从不从事五行针灸的研究学习，我们作为一个中医，作为一个中国人，五行的认识都是需要的。

今天的时间也到了，本来我还有感受想说，但是留在以后吧。我们再一次以热烈的掌声感谢龙梅老师。相信因为这样一个因缘，大家也同时见证了这样一个因缘，这样一个历史的时刻，五行针灸一定会在它的故土上开放出绚丽的花朵。

卢崇汉、刘力红教授答疑

卢崇汉　刘力红

孙永章（主持人）：经过昨天一天的大会报告，大家应该说是很有收获。会务组昨天收集了各位代表提出的大概几百个问题，会务组昨天晚上做了初步的整理，将相同或相似的问题进行了合并。今天上午就请卢崇汉老师和刘力红老师就代表性的问题进行答疑。

这次扶阳论坛没有像前面几届扶阳论坛那样安排晚上的交流，也是刘力红老师的苦心所在。目的是什么呢？就是想让大家听完老师讲课以后好好消化一下。思考是学习的一个重要内容。代表们的会下交流也是一个很好的启发的过程。在扶阳论坛的会上和会下的交流过程都是一个很好的学习机会。你能虚心地去听讲、去跟代表交流、去跟你接触的每一个人交流，你都能学到东西。我在拜师学习大成拳的过程中有一个体会，很多奥妙的东西都是师兄弟们传给你的。大家在互相交流中学习，会得到更大的收获。下面让我们以热烈的掌声欢迎两位老师上台答疑。

卢崇汉：第一个问题：各种姜在扶阳中的运用。

前天在谈四逆法的时候谈到了姜有生姜、干姜、筠姜（湖北筠县产的姜）、煨姜、炮黑姜。四逆汤正方用的是干姜，这个大家都应该清楚。四逆法用生姜，也可以用干姜、筠姜、煨姜、炮黑姜。在疾病的治疗过程当中，用姜的主要作用是使药达到某一些部位。生姜能够温中，但是它性辛散，又能够降逆，在四逆法当中用生姜比较合适。如果中阳明显不足，下焦阳气明显衰微，这种状态下应该选择干姜、筠姜。现在真正的筠姜很少了，筠姜的制作工艺和过去也不一样，达不到它应有的效果，所以很少再运用筠姜了。筠姜辛辣的程度要比干姜还要明显，但是由于筠姜的制作工艺使其燥性减弱了，抑制了它的燥性。与筠姜相比干姜在这方面显得要燥一些。再一个就是煨姜，煨姜就是用生姜在火上烤，就像烤红薯一样，把生姜烤熟就成了煨姜。煨姜的主要作用是既能温通，又能暖下，由于生姜的性味没有过多的丢失，它还有降逆的作用。在临证当中，可以根据这几个方面来选择用姜。

第二个问题：怎么理解桂枝法和四逆法的关系？

两者实际上是一法，在前天已经谈到了的。实际上从次第的角度上来讲，已经给大家讲解得很清楚了。桂枝的药性和附片的药性完全不一样。所谓桂枝法又有桂枝汤的意在里面，在这个方面它跟桂枝汤相同，需要达到桂枝汤的效果它都能达到。同样它也是扶阳归一的法，这与四逆法又是相同的。前天我们着重谈到了"归一"的问题，谈到了"极"的问题，我想大家应该理解。

刘力红：刚才这个问题师父在前天上、下午的讲座里面已经讲得很清楚了。我们一定要去思考，要去悟。师父讲到归一之法、立极之法，主要是在四逆法里面。但是为了最后实现归极和合一，确实有步骤要走，就像我们吃饭一样，我们要把饭吃到口里面，这是一个最终的目的，这就是一个生命立极之法。但是这个饭吃到口里面要经过一些程序，要淘米、下锅等，最后才能够把饭吃到口里面。桂枝和四逆好像是两个法，但是如果你从归极、合一的角度去看，实际上就是一个法。整个桂枝法是做了一个准备，这就是次第。本身问问题的代表应该已经自己解答了这个问题。为什么要有次第，就是为了最后合一之法。这里面没有什么矛盾，我们应该灵活地看待它。

卢崇汉：刚才刘力红补充了一下他对桂枝法和四逆法的理解，可以说是一个法。过去我一直给中医学院的学生授课，我要带他们实习，他们在临床上也看到了我怎么用药。我就对他们说，如果能够掌握桂枝法的用法，就这一个法，你不要去考虑四逆法，就能够解决临床上 70% ～ 80% 的病人。所以桂枝法也是扶阳的一个大法，和四逆法相同，都达到了归一。

刘力红：我听师父跟我说过，师父在十几年前意识到附子的质量非常糟糕的时候，曾经有两三年的时间他一点附子都没有用，所有的病都用桂枝法。难道这个时候他不治病吗？难道这个时候的病都没有归一，没有立极吗？所以我们可以从师父的这一经历中去品味一些道理。

卢崇汉：第三个问题：石菖蒲和淫羊藿在扶阳方中的运用。

石菖蒲可以开窍，能够入水底，由于能开窍，所有的窍它都可以开，所以水底的窍一样能开，启坎中一阳而打开所有的窍道。淫羊藿最大的功效是引阳入阴。所谓引阳入阴，就是说它可以将其他药引入到里。引入到里最终达到什么目的呢？最终要达到启阴交阳的目的。它既能够内又能够外，既能够上又能够下，能够随着气机的变化而达到它的作用。它又能够使气机（气的上下内外的运动）起到应该起的作用。如果你能够理解这一点，你就可以引申出很多作用来。所以中医一定要悟，我已经把钥匙给你了，这个门一下就打开了，如果要一条一条地说，那又可以说两三个小时。

第四个问题：桂枝法的禁忌。

桂枝法必定有开的作用，所谓开就是有汗的作用。在真正的四逆证的状态下，不能使用桂枝法。真正的四逆汤证，出现了四肢厥逆、脉微欲绝，真阳衰败，这是桂枝法的禁忌证，不能用，其他证都可以使用。因为它是一个法，它不是一个方，它的结合和加减就很多了。当今的教科书上所讲的桂枝汤的各种证型，无论是阳证也好，阴证也好，都可以使用桂枝法。这是桂枝法的广泛性，希望大家一定要理解桂枝法不是桂枝汤。

第五个问题：四逆汤的主药是什么？

是不是我前天讲四逆法把大家讲糊涂了？四逆汤的主药是附子，没有附子就不能称其为四逆汤。没有姜、没有草，可以组成四逆法，但是不能没有附子。

第六个问题：肉桂、油桂、官桂、桂枝的运用和区别。

肉桂和油桂只是在处方名上的变动，油桂就是肉桂。还有一种安桂，安桂也是肉桂。唯一不同的，"安"是一个地区区域的名字，实际也就是越南的桂。还有一个名称叫牡桂，牡桂就是桂当中的上品，但是现在这种桂很难找到。因为这样的桂那是可以救人的，过去有句话叫"黄金有价，桂无价"，说的就是这种牡桂。它真正可以达到引火归元的作用。但是现在绝大多数桂都达不到这种药用价值。现在我们的临床医生已经没有这种要求了，也没有任何药材企业能给你提供满足这种要求的桂。

官桂，它的年头往往比较短，产地比较多。它是同一种科属的桂树，可以产于四川，也可以产于云南，也可以产于贵州，还可以产于四川更北的地区，都可以有官桂。官桂有一个最大的作用，可以破阴凝、暖下元，可以止少腹痛。

桂枝，它的产地比较广泛，主要在广东、广西，云南也有。但是现在的桂枝远远不及以前的桂枝，就是因为现在桂枝的制作方法。它本身不需要制作，从桂树上把枝砍下来，这个枝条就像柳树条一样，有一两米长。过去对桂枝的储藏都是藏条而不藏片。因为一旦开片，桂枝的气就耗损了，

扶阳论坛④（第二版）

卢崇汉、刘力红教授答疑

性能就减弱了。但现在一般都是在药材的产地就已经把它制作成桂枝，就是开了段、开了片，或者用机器来开，出来了一小截、一小截的那种，它的药用效价就会降低很多。纯粹的桂枝尖已经很少了，所谓桂枝尖也就是桂枝最尖端的这一部分，因为横切面小，树皮最多。因为用桂枝不是用桂枝芯，是用桂枝的皮，相当于小的肉桂一样，都是用桂皮。

在运用上有什么区别呢。肉桂也好，官桂也好，主要侧重于里方面的疾病。而桂枝可应用于表和里两方面的疾病，桂枝的应用更广泛一些。

第七个问题：附子、白顺片、黑顺片、炮附子、炮天雄在运用上有什么区别？

过去我们对附子的要求很严格，对附子种类的要求也很严格，但是现在由于实际的原因，已经没有严格的要求了，能够是真正的好的附子就可以。我们所说的好，就是不要去用一些化学制剂，不要胆巴的含量过多，不要过度制作，不要掺一些其他产地的附子。我所说的其他产地的附子包括很多，比如山西、内蒙古、云南、汉中、西昌的附子，这些附子的药用价值远远不及中坝附子。所以我有时候在想这个问题，我们倡导扶阳，导致附子这一种药供应不上了，最后就会影响到附子的效价。我统计过我一年要用多少附子，过去因为看病多，就我一个人一年要用14吨附子。但现在没有这么多了，因为现在我看的病少一些，不像一二十年前看的多，毕竟还是没有那么好的精力了。就这样，因为现在我有一个医馆，就更好统计了。这个医馆就我一个人看病，一年2.5吨附子，跟过去比就少多了。我一个星期出三次门诊，就看三个半天的病，病人一看完医馆就关门，一个星期有120张处方，使用附子的量肯定就降下来了。但即使是这样，一年也有2吨多的附子。如果我们大家都用扶阳，每个人一年都用2吨多，如果全国有一万个医生用，那就满足不了了。现在我们国内的附子的生产量达不到1万吨。那么怎么办？就是说我们要让附子的使用最恰当，要让使用附子的医生水平提高，要让附子使用达到最佳效果，要使我们不要超大剂量的使用附子，这用当今时髦的一句话就是环保、绿色。因为附子要耗费我们的土地资源，附子要从土里长出来。现在正宗的附子确实越来越少，所谓正宗的附子就是产于江油中坝的附子，一年现在也就是有千把吨的产量。如果有1000吨的附子还不光是我们临床医生使用，还有制药企业的使用，因为制药企业是一个大头，1000吨他们可能就用了600～700吨了，那么留下来的相对就很少了，所以我们要珍惜。我讲这个的意思就是希望不要乱用附子，要珍惜附子。

刘力红：确实附子的问题师父一直在强调，这么多年他看到很多的现象，也在教导我们。我也在身边看到师父用附子并不需要太大的量，常规就是在60g，一张处方很少超过75g。除非很特殊、很特殊的情况用到100多克。也就是说有这样一个剂量实际上已经可以了，只要配伍得当就能够充分发挥附子的作用，并不是说附子一定是要用到很大的量。从资源、从病人的负担等角度我们都不提倡这种做法。这个问题邓老（邓铁涛）非常关注，因为很多问题都反馈到他那里，也有附子用很大量产生问题以后反馈到他那里的。所以有一次邓老就语重心长地跟我说，你一定要提这个问题，一定要写文章来说这个问题，要对这个问题负责。所以这个问题确确实实要从长远、从更深层的全局方面去思考。

卢崇汉：第八个问题：为什么《医法圆通》中辨证阳虚的症状条文当中只有两条比较常见，有很多条都不是很常见？

这个是很正常的。不是所有的阳虚症状都同时表现出来，在临证中只要抓住一点就够了。比如我前天举的北京那个女孩的例子，她所有的表现都不支持是太阳病。只有一点就是她微微有一点恶寒的感觉，她微微有恶寒的感觉，但她自己没有感觉，和正常人一样的。她比我穿得还少，从北京到成都，五一节当天还并不很热，她就只穿一个短袖衣服，我还要穿外套。那么她恶寒吗？但是她应该有恶寒的表现，因为她有太阳病的脉象存在。所以我问她有没有怕冷的感觉？有没有自己觉得冷的感觉？她说有些时候背上感觉冷，这种背上的冷就是恶寒，一阵一阵地出现。我们抓住这一点就够了，就可以得出诊断，就可以立法。所以其他的条文不是十分常见，这是正常的，阳虚症状的这个条文我觉得已经举得够多了。

刘力红：第九个问题：引阳归元之后，各级病证是否在桂枝法、四逆法的基础上进行六经辨证？

如果从字面来说，引阳归元之后就已经没有这个问题了。前天下午我就谈到这个问题，就是从师父上午的思路，构建生命的立极之道，就治疗的归属实际上就是要立极，无论什么病都要以极为归。但是怎样去归极，怎样才能归到极上，怎样才能建立这样一个极地？它是一个系统工程，真正走到极上，有些要有漫长的路去走，那么怎么去走这么漫长的路，最后实现我们的治疗目的？按照师父讲到的就要到归根上面，要复命，然后建立生命的正常次序，可持续发展，这个时候就叫收功了，这个时候才意味着生命自我修复的能力起来了，应急的能力起来了，方方面面的能力起来了，所以你这个时候才可以谈到收功，停药以后可以交给病人自己去处理了。收功实际上也就是这个意思。为什么很多问题不能收功，吃药就好，不吃药又不行了，就说明这个病它并没有收功。就是说医生的职责是真正地能够交给病人，病人最后能够处理问题，这个叫收功，他自己能够自愈，这个叫收功了，这样他就不会出现太大的问题。这样的收功是必须建立这个立极的。我们要想达到这样一个立极，它是有路径可走的，那么这个路怎么走呢，实际上就是按照六经的路径去走。我们前面讲到按照"观其脉证，知犯何逆，随证治之"。因为每个人的情况都不同，这个过程需要怎么去用也不同。就比如说师父提到的这个发烧的病人，她现在发烧40℃、41℃，你说这个病人需不需要归极呢？肯定需要归极的，否则就不会出现淋巴坏死这样的病。虽然这个病的表现是太阳，但是我们治疗的方向仍然是在少阴，仍然是在这个极地。但是你刚上来是到不了的，为什么？太阳没有开，你根本就走不到那里去。所以要有这个次第，要先开太阳，然后慢慢地等太阳开了之后，太阳的问题解决了之后，看看还有什么东西病人会呈现出来。就好像刨金子一样，刨掉一层还有一层的东西，再刨掉一层又有一层的东西，刨掉这一层以后下一层有什么东西你是很难预见的，所以为什么要"观其脉证，知犯何逆"，这就叫作在胸有成竹、心有定见的时候见之达之，不是漫无定见的见之达之。

卢崇汉：第十个问题：如何在房事方面保护阳气？

只要房事不过度，能把握一个度，就起到了保护阳气的作用。这个度是什么水平，要根据个人的年龄、体质的状况来决定。在一定的年龄段正常的房事，虽然会耗损阳气，但是我们自身有再生的能力，所以最终没有耗损。

第十一个问题：白蔻与砂仁有哪些区别？白蔻的辛香是否损伤胃阴？

白蔻和砂仁两个药的区别是有的。虽然它们都有芳香化浊的作用，都有开胃醒脾的作用，但是它们又有不同的地方。白蔻香窜，可以走上，也可以达下，属于"散"的概念。而砂仁还有一个很重要的作用，可以纳五脏之精气归肾。砂仁不只是针对脾胃，重在纳五脏之精气归肾。白蔻是否损伤胃阴，这不是白蔻损伤胃阴，而是在白蔻使用组合上的不当损伤胃阴。如果白蔻用得得当，它不但不损伤胃阴，配合得当，还可以化生胃阴。所以白蔻是一样很好的治疗脾胃方面的药物。

第十二个问题：中医对女性过早绝经有什么好的治疗方案？

所谓过早，我估计就是在49岁之前，比如44、45岁，是不是还会有更早，三十几岁的现在也有。这个跟我们现在所处的时代有一些关系，大气污染、饮食结构，还有心情的变化等，可以导致月经失常，可以过早地出现绝经。对于这样的人，治疗是通过温肝肾的功能，使冲任得调；调整人体后天之本脾胃的功能，使气血生化之源旺，方能够使月经又回归正常，但前提是她绝经的时间的确过早，如果已经到了该绝经的年龄了，她已经48岁、49岁了或者是50岁，让她再来月经那就比较难了。

刘力红：师父前天讲立极的时候，已经谈到一个问题，大家记得吗？为什么很多西医看来不可逆的疾病，在师父那里又被逆转过来了呢？重要的就是因为立极，极建立起来之后，生命的生机重新恢复了。我们推而广之，肾的生机恢复了，肝的生机恢复了，生殖系统冲任的生机同样也可以恢复起来，这个道理是一样的。

卢崇汉：说到月经，恰恰就是一个月前有一个病人，实际上是一个年轻的女孩子，她还不存在绝不绝经的问题。她的病从西医角度讲诊断是很明确的，就是卵巢囊肿，年龄只有25岁，结婚两年多一直没有怀孕，她结婚过后并没有避孕，但是一直就怀不上小孩，所以这样才到医院去检查。检查结果是卵巢囊肿。双侧卵巢各有一个6cm×4.5cm×5.5cm的囊肿，这个体积应该有鸭蛋大，就影响到了她的排卵；这个病人没有其他的症状，还能够来月经，也没有痛经。根据她的这个情况，医院就建议她做手术，把卵巢囊肿切除可能就好了。但是她有点犹豫，毕竟她才25岁，所以就寻求中医治疗，这也是一种缘分。恰巧她认识的一个人过去也是卵巢囊肿被我给治好了，这个人把她介绍过来，她已经准备去做手术，在我们四川某大学附二院。当然她不愿意去做这个手术，她想试一试中医。她也吃了些中药，给她开中药的中医也建议她还是去做这个手术，因为囊肿太大了。当时我看了检查结果过后也觉得确实太大了，总共有5张彩超的检查，基本上都是一样的结果。她说一个月能不能够有所好转？她说只要能有所转她就会坚定信心。我说我们就试试看，你要求一个月可能有点快，不一定能达到，我希望她能治疗3个月。一个月经周期以后她去做了检查，还是在同一家医院检查，还是同样一台机器，还是同一个医生作的检查，结果囊肿小了！2.6cm×2.4cm×2.5cm，后面又连续做了两张，报告出来过后还是这个结果。这里谈到的所谓过早绝经的治疗方案，跟刚才我谈到的治

扶阳论坛 ④（第二版）

卢崇汉、刘力红教授答疑

疗卵巢囊肿的治疗方案基本上是一致的。但愿她能够在我提出来的3个月经周期把卵巢囊肿这个问题解决了，希望能够达到她的要求，怀上小孩。

卢崇汉：第十三个问题：一年之中哪一个季节最适合归根？

归根是我们治病的最终目的，所以它没有侧重的季节性。当然一年四季当中以入冬以后的这个季节，冬至节令前后这段时间更有利于归根。但是我们在临床治病的时候不可能春天给人家治病，然后拖到年终再去给人家归根。

刘力红：实际上这个归根我们在实践中要灵活应用。一年是一个归根，一天也是一个归根。刚刚师父讲，一年的归根来讲那是冬季，最重要的是冬至。但是每一天它都有归根，所以这个就要灵活来看。

卢崇汉：第十四个问题：四逆法收功的标准有哪些？

这个标准就是它的证，证已经能够说明达到最好的境界，这就预示应该收功了，已经达到了极和归一。

第十五个问题：癫痫患者治疗的过程当中，疏通经络，提神醒脑，或者营养大脑神经，哪个疗效更显著？

这既有中医方面的问题，又有西医的提法，比如说神经，中医没有神经这个概念的。但是对癫痫的治疗，疏通经络是一个前提条件。只有在经络气机通畅的状态下才能够起到醒脑的作用，才有利于癫痫的治疗效果。说起癫痫，有一个河南的病人，年轻的孕妇，27岁。当时到成都来找我的时候她怀孕4个多月，由于有癫痫，西医都劝她终止妊娠，所以她到成都来求助于我，我反过来征求他们父母的意见，他们不愿意终止妊娠，希望能使这个小孩儿健康地出生，她的癫痫发作比较频繁，每天都会发作两到三次。但是他们很坚决地要生下这个小孩儿，因为不能吃癫痫的西药，就寻求了中医治疗。他们选择了我，怎么办？她又是一个怀孕4个月的孕妇，我从治疗开始就用了疏通经络的一些方法，就是用的桂枝法。桂枝法能够疏通经络，能够提神醒脑，她的癫痫发作频率降低了，低到一个星期发作一到两次，但是总还是在发作。胎儿在不断长大，六个月、七个月，但是胎儿发育很好。后面使用四逆法，在她怀孕期间，从六个月开始，也就是我接手治疗的第二个月开始使用四逆法，因为疏通经络的这种前提已经达到了。开始使用量稍微大一点的附子，给她用75～90g，一直到临产没有停一天的药。在怀孕八个月以后，癫痫基本上没有发作。因为越到最后越危险，我也很担心。这个病人她接受了我的意见，没有回河南去生这个小孩儿，决定留在成都生这个小孩儿。因为成都的条件比农村的条件好得多，娃儿在生产的时候如果出现这样那样的问题，不敢保证母子的平安，但在成都还具备这些条件。在她生产的当天她照样还是在吃中药，结果顺产了一个七斤三两的男孩儿。现在小孩已经有九个多月了，长得很好。这个癫痫病人生产过后虽然一直在吃药，但是病情出现了一点小的反复。所谓小的反复，就是癫痫发作的次数有所增加。因为她有将近两个月时间基本上没有发过癫痫了。生产过后她又出现了一个星期可能会发作一次，十天可能会发作一次，但是发作得很轻，不会倒地，以前发作全部都会倒地，完全是不省人事的。现在她还在继续接受治疗，基本上癫痫没有发作。当然这个病人还没有最后收功，所谓最后的收功，就是希望她能够很长很长的时间都不再发生癫痫。

第十六个问题：能不能够为他们提供随师临诊的学习机会。

当然这个是最好的一件事情，但是目前条件还不具备。如果条件具备，希望学习的人学习效果会更好一些。等我自身的条件成熟以后，我会通知大家。

第十七个问题：希望我再谈一下如何做到"用阳化阴"。

因为"用阳化阴"是卢氏提出来的，很多人无法理解。病在阳者，扶阳抑阴，这很好理解；病在阴者，用阳化阴，则比较难理解。实际上我前天谈到的四逆法，谈到的归根合一，就包含了用阳化阴的内容。如果领会了我前面所谈这些内容，你就能够理解用阳化阴，因为四逆法就能够用阳化阴。我们在临床上对于很多表现上看来明显是阴虚的症状，但是在四逆法的基础上适当地配合一些药，就能起到很好的治疗作用，就达到了用阳化阴的目的。

比如四逆法里面再用上炙龟板、肉桂、淫羊藿、生龙牡，就起到了用阳化阴的作用。四逆法加上三才封髓丹，这也是一个用阳化阴的方法。大家可以先在理上去梳理一下，要自己去问为什么，为什么会这样，这就提示你要去思考，要去领悟，这样你才能够在临床上用药。

刘力红：现在说一下我对化阴的理解，师父刚刚讲四逆就是一个用阳化阴的例子，四逆是"用阳"这点没有疑问，大家的疑问可能在这个"化阴"上。为什么能够化阴？我们可以说是生化，生化阴精，这是一个化；这在《内经》里面有非常明确的论述，阳生阴长，阳杀阴藏。阳用好了，一定是能够化阴的；还有一个化，就是为什么能够生化呢？如果阴寒凝结，那这个化机肯定就是死的，阳和才能有化机。如果阴寒不破掉，化机是死的，那肯定就无所谓化阴了。四逆汤是把这样一个障碍破除掉，所以它也是用阳化阴。我们从这样一个层面去品味用阳化阴就能落到实处。

卢崇汉：第十八个问题：问我对社会上其他经方学派的认识有何见解。用扶阳法能否解决所有的问题。

我们扶阳学派，特别是我提出的桂枝法、四逆法的运用，跟经方派有什么区别？实际上这两个法都是从经方演化出来的，通过对经方的提炼演变成了我们需要的方，变成了更容易掌握的方，变成了更灵活的方。现在国内有很多自称"经方派"，自称善用经方的，他们也做了很大努力，也在临证上取得了一些成就，有一些好的治疗效果，但是我认为面还是相对窄了一些。所谓面就是治疗临床疾病的面窄了一些，作为一个法，作为一个方，应该包括所有的疾病。所有的疾病就是各科疾病，只要适宜用药治疗的疾病都可以使用，都能够取到好的效果。

刘力红：我想补充谈一点我的理解。因为对这个问题我也思考了很长的时间，原来我也自诩为"经方派"，也善用经方。因为我自己就是搞伤寒的，从硕士到博士，从跟李阳波师父就开始学习伤寒，阳波师父精于伤寒。所以就一直在用伤寒的方，也就是经方。这些年来我跟卢师以后的体会就是我们不好去评价孰高孰低，但是它是一个过程。要看你是一个什么样的医生，我们就在理法方药这四个层面来判定。每一个药里面有理，药可以构成方，方又预示了法，同时它也是为医的次第，这个次第是往后退的次第。可能开始我们学医的时候执着于药，慢慢就会上升到方的层面，以一个方去治疗一个疾病，能够很灵活地去运用这个方，利用仲景这个方，这是我们学习《伤寒论》非常需要的一个过程。学伤寒我认为首先就是要熟悉经方，熟悉经方之后，才能善于运用经方。比如说怎么运用五苓散，怎么运用猪苓汤，五苓散和猪苓汤有什么细微的区别？哪些病症应该用五苓，哪些病症应该用猪苓，这些都是在学习伤寒的过程中必须有的经历。而这样一个经历它也是有高度的。现在国内一些经方大家在这个层面上已经相当娴熟，甚至是左右逢源。但是我觉得从医学发展的角度来说，我们不能够停留在这儿，还要继续往后退，这就涉及法。也就是说当我们心中还有方的时候，我们还要深入，不能够就在这里停住了。大家仔细阅读钦安祖师的两本书就会非常明白。真正要达到圆通的境界一定是在法上，而不仅仅是在方上。

卢崇汉：日本的中医界以前都是用经方，是固定处方的，并且制成了一小袋、一小袋的，比如桂枝汤、小柴胡汤等。后来他们觉得不能满足临床的需要，也开始用新的处方，用饮片重新配药。通过他们多年临床的使用，认为新的组方如果配伍得当，合法对症，要比单一经方治疗的效果好得多。现在日本的医生也热衷于用姜桂附，他们的剂量规定很严格。他们的药局对附子、桂枝的用量规定相当严格。这说明在临床辨证上，你能够把握住这种立法，才会有很好的方，才会有正确的药，才会有好的临床效果。

第十九个问题：何时用生附子？对生硫黄治肿瘤有什么看法？

什么时候用生附子？因为我曾经用过生附子，我专门为这个问题去进行过比较。使用生附子是在20年前，那个时候还不存在附子的真假问题。我认为没有多大区别，唯一一个区别就是在煎煮上的区别，生附子的煎煮时间要长得多。因为如果生附子煎煮时间短了，根本不能下口。为什么呢？熬了0.5～1小时的生附子，你只要吃一小汤勺，也就两三毫升，口腔里面很快就有不灵活的感觉，就有麻木的感觉。如果在这种状态下再吃一小勺，就会感觉到咽喉有很不自如的感觉。在这种状态下就不能再吃了，你会感觉到很不舒服，会有中毒的恐惧感出来。我奉劝大家不要去冒这个险，也不要去给病人使用。如果没有好的制附子，你要用生附子，煎煮的时间一般至少应达到3～4个小时，才会去掉对人的刺激作用。但是会给病人增加时间上的负担和能源的浪费，所达到的效果与制附子基本是一样的，所以我不主张用生附子。

扶阳学派用硫黄应该是最多的。我们不但用硫黄还用火硝，硫黄和火硝放在一起就是炸药了。真正的好硫黄产于日本，叫天生黄，也称其为倭黄。生硫黄也好，制硫黄也好，临床上我们也用，但是由于硫黄的质量不好，现在用得比较少。它抗肿瘤的作用并不是很大，天生黄合四逆法治疗西医的席汉氏综合征效果比较理想。席汉氏综合征就是妇女大出血过后由于脑垂体的缺血形成的。如果单纯用四逆法扶阳，效果不是很理想，但是如果加上天生黄就会有很好的效果。席汉氏综合征有一个很明显的特征就是怕冷、出汗、怕风。席汉氏综合征的发病主要在年轻女性或中年女性。西医对这个病的治疗没有好办法。我在临床上遇到了好多例子，没全部治好，治好的有90%左右，当然这种治疗的周期是比较长的，要以年为单位，可能治一年、一年半甚至两年。可见它要用多少四逆法，要用多少硫黄，甚至于还要用火硝！由于现在西医的医疗技术和整个社会医疗条件的改善，这种病的发病率在减少，因为大出血可以很快得到纠正，发病相对就减少很少。

第二十个问题：我们提出来"病在阴者，用阳化阴"，还有钦安书上的"用药金针"提出"舌苔干黄，津液枯槁，口渴饮冷，脉息有神，其人烦躁，即身冷如冰，一概不究，专在这先天立极之元阴上求之，百发百中"。这个问题就是问怎么样去理解它们？

实际上郑钦安已经回答了这个问题，应该就在这本书里面，在"用药金针"中写出来了。先天之极元阴元阳本身就是一体的，唯一不同的是症状上的差异，所以可以在用扶阳法的基础上加上龟板、三才封髓丹，也就是四逆法与至圣丸、潜阳丹、三才封髓丹相互配合，就能够解决用阳化阴的问题。在临证上是否可以不用四逆法呢？我在临床上也从另一个角度上去使用它，单纯用潜阳丹、至圣丸，去掉附子，也能够有效。当阴虚表现的一些症状如津液的不足，舌苔的干黄稍微得到缓解，又可以加上附子。只有四逆汤可以尽快归一，才能最终达到这个目的。

刘力红：归一是一个目的，是一个方向。我们看一下钦安祖师讲到阴虚的这几十个条文，跟我们现在提到的阴虚是有区别的，更多的是体现在阳明这个系统。所以我们说扶阳实际上是一个系统工程。比如说病在阳明的时候确实可以出现舌苔的干黄，津液的枯槁，口渴冷饮等。为什么会这样呢？因为病在阳明时，阳气不能潜降，阳气不可能归根，阴阳就不可能合一。所以阳明的问题不解决，最后的目的就不能实现。所以钦安讲到仲景一生的学问多在四逆和承气两法上面。我们细细去品味，为什么说仲景一生的学问都集中在这两个法上面，因为承气就是解决阳明的问题，也可以说是解决阴的问题，使阳气能够顺利归根。也就是阳明的问题解决了，阳降的道路打开了，马上就会回到四逆法上面来，它是这么一个次第。

卢崇汉：第二十一个问题：问我在临床上治肿瘤是用生附子还是用制附子？

实际上刚才我已经回答了这个问题，我建议大家无论是什么疾病，还是用制附子好。用制附子是对病人好，也是对医生自己好。为什么呢？因为在中医法规法典里面也不主张用生附子。在几十年以前生附子在药房里面是没有的，要去取生附子必须要通过药材公司批。因为它是作为剧毒药来管理。20世纪70年代时你能不能开生附子50g呢？不行，根本没有这个药，那时是严格按照规定来做的。我就看到有医生用生附子出了问题，这个医生是都江堰的。20世纪80年代我带学生到都江堰中医院实习，去那一年，当地就正有一个官司，在中医院的告示栏里面有一个通告，写的是一个医生给一个病人使用了20g生附子导致病人中毒死亡。这个生附子从哪里来的呢？是病人在产地带回来的。医生就同意他可以用这个附子，但是没有严格地交代病人附子需要先煮。病人也不知道，附子没有先煮就出问题了。这责任在谁呢？最后判决责任在医生。当时法院没有判这个医生的刑，就是取消他的医师资格，赔偿病人1000块钱。20世纪80年代的时候，1000块钱很厉害了，那个时候的医生工资也就是几十块钱一个月。为什么我把这个事情记得很清楚呢？因为我带学生实习，我也要在这个地方看病，我开的附片药房就不敢乱拿。说成都中医学院的老师开这么多，一开就是开60g、90g。后面他们把这个问题反映给医院的领导，医院的院长说卢老师用这些药应该没有问题，可以给他发。为什么大家都畏惧，就是因为这个药使用不当就会出问题。所以用生附子大家一定要三思，不要冲动。只要附子制作的过程能够把握住，是很好的附子，我们就可以放心地用。

第二十二个问题：砂仁、白蔻后下与不后下有什么区别？

这要看你用砂仁和白蔻的意图在哪里？如果你想用它的芳香化浊就后下，意图不在这里就可以与其他的药同时下，没有前后的区别。我在临床上绝大多数都与其他的药一起下，因为我是取它的性而不是它的气味。

第二十三个问题：木蝴蝶怎样用？

我用木蝴蝶比较多，也就是千层纸。对于这个药的使用，一个是有化燥的作用，有化阴的作用。由于它的这两大作用所以临床的使用就很广泛。

第二十四个问题：任何病都需要收功吗？

如果就是一个简单的太阳病，那么就谈不到收功不收功的问题。这个病已解，这就叫收功。更深一步的收功，不在于病不病的问题。一个人如果很健康，这样的人需不需要去用收功的法？也是可以用的。收功法是干什么的？是如果没有问题可以更加稳固它的归根，归根回到原点。这就涉及阳生的问题，如果能够很好地达到阳生的目的，就可以延寿。这就是更大的收功。刚才我们所谈是广义的收功，就是用四逆法去收功，它可以延年益寿。

我们第四届扶阳论坛也就是首届国际扶阳论坛今天下午就要结束了，我作为扶阳论坛的主席，首先我们要感谢中华中医药学会国际部的孙主任，他做了很多工作，花了很大的精力，为我们成功地举办了这个论坛。他为扶阳做出了很大的贡献，所以我们感谢他；还有就是要感谢所有来参加扶阳论坛的代表。谢谢大家！

孙永章：刚才卢师给了我很大的肯定，我觉得能得到在座各位代表这么多掌声也知足了，再次感谢各位的鼓励。

大会交流

孙永章（主持人）： 各位专家，今天下午是自扶阳论坛举办以来首次特别安排的大会交流环节。大会交流环节是一个非常重要的内容，在座的各位在不同的角度对扶阳都有自己独特的、深入的体会，借助这样一个机会，能够互相交流，互相促进，也是一个非常好的机遇。

在交流开始之前，我想先给大家做个提示，有一位参加了扶阳论坛的老先生，他是浙江一带的，自己开诊所，可以说是开了一辈子诊所，因为在应用附子方面出了问题，几乎倾家荡产。所以大家对附子的毒性问题一定要引起足够的重视。

我同时也知道有一位老专家有一个特别保险的用附子的经验，我也想在这里介绍给各位代表。他在使用生附子治疗疑难疾病的时候，有这么一个经验，就是附子要先浸泡6个小时，1、2、3、4、5、6的6，然后将水倒掉，文火再煮6个小时，大家要记住这个要点。在前几次扶阳论坛的时候，各位老师也都提到了附子的浸泡时间以及水煮时间的问题，这个问题要引起在座各位足够的重视，尤其是在当前医患关系紧张的社会形势下，大家一定要遵守附子浸煮的要求。

我们这次大会本来邀请了扶阳派传人云南省名中医吴荣祖教授来给大家做讲座，因为法国一个团队专门到云南向吴荣祖老师学习，因此他没能亲自来参加会议。吴老先生为了把自己的经验与各位代表分享，特别请他的儿子云南省中医院的主任医师吴文迪先生代表他来给大家分享经验，大家鼓掌欢迎！

吴文迪： 首先我要感谢中华中医药学会能够给我这个机会在第四届扶阳论坛暨首届国际扶阳论坛上跟大家交流。今天我交流的题目是"温阳扶正大法的临床抗炎机理探析"。这个题目是我和我的父亲吴荣祖先生经过思考后定下来的。我们觉得在现在这个环境下来提出这一个命题，可能对大家在思维上有一定的启迪作用。大家可能都知道或听到过超级细菌，为什么会出现超级细菌？这和抗生素滥用是分不开的，抗生素滥用使细菌产生了很大的抗药性。国家卫生部在 2010 年的通报中说，我们国家每年有 8 万人因滥用抗生素而死亡。8 万人是什么概念？大洋洲的基里巴斯是一个岛屿国家，它的总人口恰好是 8 万人。我们中国这个 10 多亿人口的大国尚可承受得起，如果是这样的小国，一年就亡国了。2011 年 9 月 7 日，《万古霉素临床合理运用中国专家共识》正式发布，称万古霉素为"抗生素的最后一道防线"。面临这种危机，我们中医中药在抗炎的过程中能够起到什么作用，我们又能够做什么呢？这就是今天我要给大家讲的"温阳扶正大法的临床抗炎机理的探析"。

我将从以下几个方面进行论述，第一是重"象"与"观脉证"；第二是治病必治人；第三是温阳扶正大法在三阴病症治疗中的意义；第四是发挥中医复方治疗多靶点、多层面的人体调治优势；第五是树立正确的中药抗炎的理念。

第一点，重"象"与"观脉证"。

首先我引用《吴佩衡医案》中的一个病例，此病案摘录于 1979 年 11 月云南人民出版社出版的《吴佩衡医案》中第 47 页"耐药性金黄色葡萄球菌性急性严重性肺脓疡"。

海某某，女，19 岁，昆明人，患者行剖宫产失血过多，经输血抢救后，突然高热 40℃ 以上。经用青霉素、链霉素等治疗，数日后体温降低，但一般情况反见恶化，神志昏愦，出现严重呼吸困难，白细胞高达 2 万以上，继续以大量广谱抗生素治疗，未效。延余会诊。见患者神志不清，面唇青紫灰暗，舌质青乌，鼻翼扑扑扇动，呼吸忽起忽落，似潮水往复，十指连甲青乌，脉弦硬而紧，按之无力而空。盖此病已入厥阴，肝肾之阴气内盛，非传经病，系真脏病，心肾之阳衰弱已极，下焦之真阳不升，上焦之阴邪不降，一线残阳将绝，已现衰脱之象，危殆费治。唯有扶阳抑阴，强心固肾，尽力抢救垂危，主以回阳饮：附片 150g，干姜 50g，上肉桂 10g(研末，泡水兑入)，甘草 20g。

服上方后呕吐痰涎已见转机，神志较前清醒，嗜卧无神，已能缓慢回答询问，可以吃流质，舌尖已见淡红色，舌苔白滑厚腻，口唇青紫较退，两颊紫红，鼻翼不再扇动，呼吸仍有困难，但已不再起伏如潮，开始咳嗽，咯吐大量脓痰，脉仍弦滑而紧，按之而空。衰脱危候大减，仍以扶阳温化主之：附片 150g，干姜 50g，上肉桂 10g（研末，泡水兑入），半夏 10g，茯苓 20g，甘草 8g。

三诊，神志清醒，语音清楚，面颊微转红润，指甲唇舌青紫已退十之八九，喘咳气短，咯大量脓痰，脉弦滑，病情已有转危为安之象，再以上方加减主之：附片 200g，干姜 100g，茯苓 30g，上肉桂 10g，公丁香 5g，法夏 10g，橘红 10g，细辛 5g，甘草 8g。

四诊，面颊微红润，口唇、舌质青紫已退，呼吸渐趋平稳，咳嗽、咯脓痰稍减，胃气已开，能进食，人事言语已近常态。大便溏泻，系病除之兆。夜卧多梦，脉转缓和。再以扶阳温化主之可望康复。此时患者病情好转，可以搬动，行 X 线及血液细菌培养，西医最后诊断为"耐药性金黄色葡萄球菌性急性严重性肺脓疡"。拟方：附片 150g，干姜 50g，广陈皮 8g，杏仁 8g，炙麻黄 8g。

连服四剂，一周后诊视，患者喜笑言谈自如，精神、饮食业已恢复，病状若失，至此痊愈。

这个病例是一个孕妇，孕妇产后由于剖宫产失血过多，输血抢救后出现感染，高烧到 40℃以上。在一般的医生看来，这是炎症，所以用青霉素、链霉素等，数日后体温降低了，但是一般情况反而恶化，神志昏愦，呼吸困难，白细胞高达 2 万（mm³）以上，持续大量的广谱抗生素治疗以后没有效果。这个时候如果我们只看到高热神昏，呼吸困难，白细胞 2 万以上这些炎性指标的话，我们很可能得出一个热入营血的结论，治疗方法是犀角地黄汤。再看其他的指标，神志不清，面色青紫晦暗，舌质青乌，鼻翼扇动，呼吸忽起忽落，似潮水往复，十指、脸颊青乌，脉弦而紧，按之无力而空，把这些因素结合到刚才所说的炎性因素上，我们会得出什么结论？还是不是热入营血呢？我想就是吴佩衡先生所说的心肾阳衰欲脱，上焦阴邪不降，所以处方是大补元阳的大回阳饮。吃了药以后，患者的神志就转清了，一般情况也有所好转，而且咳吐大量黏性的痰液。这是我们所说的大剂扶阳温化的道理。经过这样的治疗患者已经康复。

我们从逆推的思维看，如果当时辨证为热入营血，用犀角地黄汤主治，结果是可想而知的。所以面对炎性指标，我们往往容易进入几个误区，第一个是发热；第二个是口干；第三个是苔黄。这三个误区很可能会影响到我们辨证的准确性，会直接导致治疗的失败。

第一个误区是发热：比如有四个人同样发热，西医不管这四个人的不同，只是管体温的高低而已。而中医看病绝对不是这样，四个病人发烧有他们不同的特点：第一个病人发热了，如果他是发热恶寒，颈背酸痛，舌淡脉浮，这是太阳表证；第二个病人是发热而渴，烦，喜冷饮，大汗出，脉洪大，这个时候是阳明经病；第三个病人如果出现了发热，同时又恶寒，寒热往来，口苦咽干，脉弦，是少阳邪伏；第四个病人如果是发热夜间尤甚，大汗淋漓，身重，四肢厥逆，面黄，脉浮大而空，这个发热就是少阴阳脱。所以虽然都是发热，体温可能都一样，或者有高有低，但个体表现的"象"不同，我们得出的证型不同，治疗也截然不同。所以我们可以得出结论，发热体温升高，不单纯等于热证。这是第一个误区。

第二个误区是很常见的口燥、口干的辨证。我们中医的伟大之处在于天人相应，人与天地相参。我们怎么来辨证口燥、口干？地球上最干燥的地方一个是沙漠，太阳炙热，导致一点水分都没有，很干燥；还有一个地方就是两极，表面冰层覆盖，水蒸腾不上来，也可以出现干燥。第一种干燥叫阳燥，治疗就用清热泻火，滋阴润燥；第二种干燥叫阴燥，治疗就绝对不是清热泻火，应该"天一生水，用阳化阴"，也就是今天早上刘力红老师反复提起的"归一"的思想，"用阳化阴"的思想。所以我们得出结论，口干舌燥，不单纯等同于阴虚火旺。

第三个误区是苔黄。春、夏、长夏、秋、冬，这五个季节分别有不同的对应。春天是以绿色为对应，对应的五气为风；夏天在五色是赤，对应的五气是火；秋天在五色是白色，对应的五气是燥；冬天在五色对应的是黑色，对应的五气是寒；中间的长夏对应的五色是黄，对应的五气是湿。这样我们就能得出一个结论，黄色是五色之一，对应的五气是湿，而长夏恰好是在春夏秋冬四个季节中央。春夏是以炎热、升腾、生长为主的，是以热为主；秋冬是以阳气的收藏为主，是以寒为主。长夏是介于热和寒之间，没有寒热的偏颇。黄色和湿没有寒热的偏颇，而这个湿，在一个热的环境中可能会向湿热转化；同样，在一个寒的环境中，可能向寒湿转化。所以我们得出的结论是苔黄仅仅是黄色，其本身仅仅代表湿气的存在，不等于是湿热，进一步的诊断需要结合四诊，再做定论。这就是我们对待苔黄的正确认识。

所以我们回顾来看，发热、口干、苔黄，这三个症状在感染性疾病里面极为常见，也很关键。如果我们能把它们的辨证掌握清楚，感染性疾病中医治疗的疗效会有显著的提高。

第二点，治病必治人。

中医在治疗疾病和清除病灶的过程中，更重视的是以人体为整体的观念，以治人为核心。同样是上面这个肺脓肿病例，西医只看到肺上的脓肿，中医不仅看到肺，而且看到的是整个人体。在温阳扶正大法的治疗下，首先不是针对肺治疗，大回阳饮针对的是足少阴肾，补坎中之阳，以温肾水；然后行手少阴心经交通之机以温君火，心肾相交，君火以名，君火相火各归其位；脾阳得伸，中枢得运，痰湿能出；而肝木也能得到温通，气血得舒，乃至和平；肺气敛降，水道通调，一直到这个治疗层次才涉及病灶肺。而肺气敛降，水道通调以后，水不淤，饮不生，疮凝痛塞可消。这就是整体治人的大法，而不是仅仅治病，仅仅是把脓疡去掉。以观脉证，治病必治人为中医治疗疾病的一大特色，又是中医辨证的灵魂所在。同时也是温阳扶正大法取得确切疗效的前提和有力保证。

第三点，温阳扶正大法在三阴病症治疗中的意义。

细菌侵入人体，也就是感染人体，有几条路可以传化。第一，首先传化的是三阳，第二条可以是三阴。在三阳当中由太阳、阳明、少阳顺经而传，这是一个基本的传化规律；到了三阴以后，由太阴、少阴、厥阴，三经顺传。这是最普通的传递规律。还有其他特殊的传化。三阳病如果失治、误治，邪可进入三阴。如果先天的禀赋不足，后天精微失养，病可直中三阴。三阳时多为初感，正气未衰，治疗多以祛邪法为主，太阳的用汗法，阳明的用清下法，少阳的用和法。三阴往往是久病失治，正气衰弱，所以它的治疗方法不是祛邪法为主，而是以温法为主的扶正祛邪。所以温阳扶正大法在三阴病症当中是一个具有天时、地利、人和的治疗方法。

上面的这个病例，剖宫产以后失血过多，已经出现了正气损伤，气随血脱，正气大伤，阳气已虚，而在阳气虚的时候，正邪交争，就出现了敌强我弱，好似兵不胜敌。在这种虚弱的状态下，还给予了抗生素等寒凉之品，导致阳气更伤。几个因素综合起来，三阳证转为了三阴证，也就是三阴的寒证。所以温阳扶正大法才在这个病例当中起到了很好的疗效。这个病例是在以前发生的，现在很少出现这样的问题了。但是大家可以反思一下，现在对于感染性疾病的治疗过程，是不是在损伤病人自己的阳气？如果细菌侵袭了我们，家里都有自己的药箱，打开药箱看一下，我相信大多数药箱都有一种药就是抗生素，也就是说你在感染初期的时候往往会服用一些抗生素来进行抗感染的治疗。当服用抗生素没有疗效的时候，这个时候大多数人群就会到医院的门诊治疗。在我们国家可以选择两种医疗方法：一种是中医，中医的治疗往往也会使用一些清热解毒的药；还有一种治疗是西医，西医的治疗同样是用抗生素治疗。如果在门诊治疗效果不好，再进一步就会住院，住院时一旦出现感染，肯定是使用大量的抗生素，而且是静脉用药，不会是口服，轻者一联，重者二联、三联都有可能，整个过程都是一个损阳的过程。

所以随着医疗环境和医疗方式的改变，特别是随着抗生素的问世和广泛应用于各种临床感染性疾病以后，很多感染性疾病在发病早期，通过抗生素的治疗得到很好的疗效，并抑制了进一步的发展。也可以这样认为，大多数炎性疾病在三阳证阶段就得到了有效的治疗，后期寻求中医治疗的炎性疾病往往是通过西医常规治疗难以见效而束手无策的疾病。这个时候疾病本身多因失治、误治，或因个体禀赋差异，最终呈现三阴症候，临床上多是真阳虚衰，阴寒内盛，只有用温阳扶正大法为主，以四逆方为主，力扶正气，祛邪外出这才是正治之法。

第四点，发挥中医复方治疗多靶点、多层面的整体调节优势。

在温阳扶正大法治疗炎性疾病的过程当中，不仅仅是抗炎的单一层面，还突出了中医复方治疗多靶点、多层次的整体调节优势。为什么中医是整体思维模式，西医是个体思维模式？这和东西方分析事物的思维模式的观念是直接挂钩的。这里我只说一下最后的结论，也就是东西方认识事物的特点，西方是一种神格文化，认识事物具有主观性、单一规律性和片面性的特点；而中国文化是自然文化，认识事物具有客观性、动态多样规律性和整体性的特点，所以在这种两种文化催生下的医学就具有了各自鲜明的特点。

西医认为，细菌侵入人体以后，得到的是炎症的结果。通过解剖直视的方法，如果炎症在心脏，那是心肌炎，可以抗炎；炎症在肺，就是肺炎，同样还是抗炎；如果感染是在肝，是肝脏的脓肿，还是抗炎；感染在肾脏，那是肾炎，同样是抗炎。这是把炎症侵入到人体以后分开来看，最后得到的治疗方法也是完全一样的。这就是单靶点、单层面、单纯拮抗的治疗特点。

而中医的认识呢？同样是细菌侵入了人体，中医对炎症是采用整体调节的观念，不是从解剖角度出发，不分肝、心、脾、肺、肾，而是从一个整体来看，通过五行的生克乘侮，以阴阳为总纲，最后得出一个治疗的法则，这就是多靶点、多层面、整体调整的治疗原则。

临床治愈的标准是什么？世界卫生组织（WHO）提出四项指标进行验证：第一个是生物指标的改善；第二是自觉症状的改善；第三是生命质量的提高；第四是患者的满意度。只有这四项指标相加起来，才可以得到疾病治愈的结论。西医往往解决的是第一项生物指标的改善，而中医往往可以解决四项的总和。

所以，通过病案的分析可以知道，真正能够达到治愈标准的中医是占有绝对优势的。在运用温阳扶正大法治疗炎性疾病过程中，中医不仅仅重视一系列炎性指标及生命体征的改善，同时在整个治疗的过程中始终以温阳扶正为基本原则，以力扶正气，提高免疫力、抵抗力，改善预后为指导方针立法用药。这与WHO提出的治愈模式是不谋而合的。这与单纯的清热解毒、消炎杀菌的治疗方法具有本质上的区别，充分体现了温阳扶正大法在抗炎过程中的整体调节优势。

第五点，我要给大家谈的是树立正确的中药抗炎的理念。

关于中药抗炎的理念，我祖父吴佩衡先生有几句经典的话：他说要知道"炎"，必须知道"炎"字怎么写，"炎"字很简单，上面是火，一个火不构成炎，两个火的相加才等于炎症，从字面上给我们的第一个直觉这个字很热，所以往往会出现一个炎症就是热症这样一个逻辑联系，也就产生了诸如大青叶、板蓝根等这些清热解毒的药物在炎症上的大量应用。炎症是不是就等于热症？我们的答案肯定是否定的。怎么来正确认识炎症呢？我们可以看一下，前贤有很明确的论述，《内经》里面提到："邪之所凑，其气必虚；正气存内，邪不可干。"再看祝味菊先生说过，"抗力旺盛则邪气衰退，抗力不足则邪气猖獗，抗力决定愈期，亦决定生死"；"抗力之消长，阳气实主持之，阳气者，抗力之枢纽也"。所以我们就发现，炎症取决于人体正气充盈与否，也就是正气隆盛与否，并不是直接等同于热症。我们可以用这样的方法来理解，正和邪实际上是两个永恒的矛盾对立体，什么是炎症呢？就是正邪的交争，产生了炎症。炎症产生以后怎么来治疗？既然是正邪交争，中医很早以前就已经为我们规范了它的治疗方法，汗、吐、下、和、温、清、补、消，这就是八法。我们认为，八法都可以达到治疗炎症的目的。今天是扶阳论坛，所以我们不能八法都讲，只提出其中一个为代表，也就是温法来说明一下，但并不是说只有温法可以抗炎。温法是八法中的一法，只要运用得当，必然可以恢复正气，使正能够胜邪，邪气消退，炎症自然也就消失了，所以整个过程是阴阳辩证的统一。唐步祺先生也有这么一句话，数十年临床经验凡遇阳虚证，不论一般所称之肾炎、肝炎、肺炎、心肌炎、胃炎等，只要临床有阳虚之实际，即不考虑炎症，以四逆汤加味治疗取得满意效果，亦真实之卓见。这句话就充分说明了中医是对象和症，不只是看一个"炎"字下手。我刚才说了，如果只说温阳扶正大法能够抗炎，其他的方法不能够抗炎，那是不对的。我们在扶阳论坛仅仅提出的是温法，绝不是说只有温法一种方法可以抗炎。世界上有阳虚，就必然有阴虚，有虚寒就必然有热盛，所以我们必须要把握这个度。因为真理再往前迈出一步，那往往就是谬论。今天就占用大家这么多时间，给大家说了临床上运用温法治疗最常见的感染性疾病的体会，谢谢大家。

孙永章：谢谢吴文迪先生，他把吴荣祖老师的指导思想做了一个汇报，完全是从临床角度给大家提供了非常丰富的经验，让我们以热烈的掌声感谢吴文迪先生。

今天我们有幸邀请到世界华人协会总干事张雨轩先生，他对扶阳论坛的举办立下了汗马功劳，前几年张雨轩先生得了很严重的心脏病，可以说扶阳救了他的命，这几年他一直在服用卢崇汉老师的药物。他不单纯是作为一个病人，还作为一个扶阳的研究者，有了非常系统的理论和实践体会，下面就让我们以热烈的掌声欢迎张雨轩先生来为大家做汇报。

张雨轩：各位老朋友、新朋友，大家下午好！我现在的心情是诚惶诚恐，忐忑不安，为什么呢？因为我是一个病人，或者说是资深的病人，充其量也就是扶阳派的粉丝。让我谈体会，我又是一个修炼的人，谈对了积功德，谈错了误导大家那是造孽，所以我感到很害怕，但是上了台不谈又不行，吃了这么多年的药，单味药物我吃过，处方药我吃过，也有一点体会。既然上了这个台，我就从一个病人的角度来谈一谈我自己切身的、真实的感受。我没有系统学过中医，也没有上过医学院，所以我的语言可能很朴素，我做的比喻也可能很朴素，但是我想这样大家更容易听懂。

首先我要讲的是四逆法和桂枝法其实是一法，都是立极大法。为什么这样说呢？我就给大家讲讲我的体会。其实人体就像一个火炉一样，现在我们每个家庭都在用煤气，用天然气，没有火炉了。记得我小的时候家家都有一个炉子，要炉子火旺怎么办呢，首先把烟囱打开，捅一捅，看看烟囱有没有堵塞，炉子上面有一个盖子，要把盖子轻轻拨开，通烟囱和拨盖子，这就是桂枝法。（掌声）

孙永章： 我插一句，补充介绍一下张干事，他有会计师执照，同时还有中医师的执照，所以他是一个多才多能的人。所以大家一定要仔细体会。

张雨轩： 谢谢孙主任，我觉得桂枝法就像通烟囱，拨盖子。桂枝的主要功能就是拨，慢慢地拨，不能一下子拨，一下子拨开，火苗子一蹿，身体不好的人就没了，就亡阳了。所以要慢慢地拨。桂枝的量一般是15～30g。烟囱通了，盖子拨开了，是不是炉火就旺了呢，也没有太旺。我们大家都有经验，拿一个通条，从上到下这么一通，就是上午卢老师讲的"启阴交阳"，就是用淫羊藿。盖子拨开以后，有的人外邪很严重，盖子刚拨开又盖回去了，得拿一个木棍把盖子挡住，作为木棍的药物是什么呢？就是砂仁和白蔻。这样上焦的问题就解决了。刘力红老师不是说六经开始自起亟嘛，其实更简单一点就是从三焦开始自启，先把上面的问题解决掉。怎么知道上面有问题呢？就是脉，看肺脉浮不浮紧不紧，太阳病脉浮紧。它的运气义是什么呢？运气就是太阳寒水，太阳、寒、水三要素。太阳一照，水蒸腾遇到寒，变成云，云又变成雨，又下来，这样一个过程，太阳寒水就完成了一个循环。当太阳的水上不去的时候，就有障碍了，怎么办呢？《伤寒论》就用桂枝汤；雨下不来，怎么办？《伤寒论》就用五苓散。因此我们的桂枝法就是桂枝汤和五苓散合在一起进行加减，桂枝、白术、茯苓、南山楂、陈皮、炙甘草、生姜组合，既有桂枝汤的义，又有五苓散的义，既有上不去解决的办法，又有下不来解决的办法，这就是我们讲的综合桂枝汤。所以综合桂枝汤既能上又能下，升不上去就是要发汗的，发汗就是桂枝汤；下不来就是不能小便，加上五苓散去掉猪苓、泽泻，把其他药物一组合，就是我们的综合桂枝法。这就是从烟囱到盖子的治疗方法。烟囱到盖子相当于人的肺，当肺气不足、肺寒的时候可以用一些肺家的药，如石菖蒲、法夏，还可以用南山楂和陈皮加进去。为什么用南山楂，而不用山楂肉呢？这是我悟出的，南山楂很小没有肉，它是涩的，不酸。山楂肉很酸，一旦放到桂枝法里面，那就入肝而不入肺，解表力量就弱了。所以我们一般都用南山楂。没有南山楂的话就不用这个药，也不用北山楂。这是我讲的桂枝法和四逆法是一个整体，是一个系统工程。为什么要加石菖蒲？卢老师认为它既可以开窍，又可以入水地。我的理解是它在桂枝法里面可以入水地。它跟桂枝、砂仁配合，可以祛肺寒，提升肺气，肺降的功能就恢复了，就可以入水地。金生利水，是往下走的。金是水的上元，肺气足，肃降功能正常，自然就入水地了。

扶阳论坛④（第二版）

大会交流

在这里我给大家讲一个例子，我拿一个方子给我另外一位老师看，我另外这位老师是位女道长。记得当时我的方子是桂枝、白术、茯苓、南山楂、陈皮、砂仁、石菖蒲、法夏、炙甘草、生姜。我的师父就说这个方要改，石菖蒲要从20g改成50g。我问为什么呢，改成50g就不叫桂枝法，石菖蒲就成为君药了。老师说：你跟别的人不一样，你看你的脸色那么红，气都在上面，肺气那么弱，必须加大石菖蒲的量，要用石菖蒲把热拉下去。所以我一直认为我们儒家的医学和道家有渊源，很多方法都是一样的。我就改了这个方子，改了石菖蒲的用量。石菖蒲可以入水地，主要是通过肺的肃降功能，因为它毕竟是肺家的药物，不是补肾的药。

用通条通过以后，炉子是不是就烧得很旺呢？也不一定。因为通了以后还要看下面有没有煤，煤够不够，这就是老师们讲的扶阳填精法，就是四逆法，要填精要添柴，添柴就是四逆的加减。针对脾就用脾的药，入太阴的药，肉桂、补骨脂、益智仁等；针对肾就用肾的药，杭巴戟、菟丝子、葫芦巴，这样上中下都治了，这就是次第。

还有一个问题就是肝，添了柴是不是火炉就烧得很好了呢？也不一定。我有一次也是吃药，我师父的母亲103岁了，给她看了一个方，这个方就是扶阳填精方，附片、白术、益智仁、肉桂、补骨脂、杭巴戟、炙甘草、生姜。她母亲帮我看这个方，然后把我的脉。她说这个方吃了以后，是不是大便不成形？我说对呀。她说这是因为补得太多，都漏下去了。火炉如果要烧得很旺的话，还要拿把扇子在下面扇风，就是要帮助一下肝。我得过肝病，肝的功能很弱，所以她就在这个方子里面加了一味桑寄生，即走肾又走肝。第二天大便马上成形了。我讲的这些都是我自己经历的，没有一点点包装。所以说在添了柴、添了煤之后，还得拿把扇子扇风，帮助一下肝，这样的话火炉才能烧得旺。桂枝可以通过肺的降来补肾脏，那么四逆就是一下子走到极地。

那为什么有些人用附子、用温阳的药物没有效果？就是因为火炉的烟囱不通，烟囱不通的时候去补柴、补煤，火也会烧不起来。烟囱不通，补肯定没有效果，附片白吃，壮阳也白壮。就像这个杯子，盖子没有打开，水怎么能倒得进去呢？所以桂枝法就是把这个盖子拨开，然后扶阳填精，肝脉有瘀就去扇风。我记得第二届扶阳论坛的时候卢老师传给大家一个方子，就是用桂枝法来解决小柴胡汤证，这个方也是扇风的方，这个方非常好，我经常用。像我得的这种病，我有心衰、乙肝、高血压、腔隙性脑梗死，像我这样的一个病人能治好很不容易。当时我肾脉已经很弱，几乎是无根，再用桂枝法去拨，火往上蹿，可能就拨死了。卢师给我用的方子是太阳少阴综合方，《扶阳讲记》里面有很多这样的方，就是四逆加桂枝法，也可以叫附子加桂枝法，给我用的是就这个法。我动不动就感冒，但肾气又很弱，所以不能去拨，只能在少量的桂枝、砂仁、陈皮、天麻的基础上进行填精，慢慢地拨一点补一点，这一拨一补就吃了四年时间的药。所以桂枝法和四逆法是一法，都能走到极地。

　　我讲的第二个问题是：怎么来理解扶阳？在扶阳方面有很多误区，"扶阳"这两个字不搞清楚，大家肯定还是一头雾水。如果要搞清楚了，很多问题都会迎刃而解。我在课间休息的时候听到有的同学这么说，难道整个社会上都是阳亏，而没有阴虚吗？难道那30个国医大师都是扶阳派吗？他们就不治病吗？产生这种误解，就是因为他们没有把"扶阳"这两个字搞清楚。一定要弄清楚什么是扶阳。我是这么理解的，扶阳是扶的真阳，真阳在郑钦安祖师的书上就是四个字，"以火立极"，讲的就是火。火有两种，一个是君火，一个是相火。我们扶阳派讲的龙火其实就是相火，扶阳派扶的就是相火，但是是在太极的角度上扶的相火。无极生太极，太极生两仪，两仪生四相，四相生八卦。两仪就是阴阳，我们的每一个处方，都是在太极的角度去开的，所以太极生出来就是阴阳。所以说扶阳学派的本质就是用扶阳的手段来实现阴阳平衡的目的，并不是说它不考虑阴。扶阳虽然用的是热药，但是往往达到了滋阴的效果，因为它是在太极的角度上去立极、去处方的。不论是阴亏还是阳虚，都是在两仪的层面上来治病来处方。所以说要想完全理解扶阳学派，就要搞清楚相火和木的关系、相火和金的关系、相火和土的关系、相火和荣卫的关系。记得原来一位深圳的老中医给我开药，认为我是肝风内动，就拼命祛风，因为肝产生风，把风祛完了肝也就死了，所以我就得肝病住院了。因为他没有让肝里的相火去归位，老是祛风，肝能不死嘛！当我脸色潮红，嘴巴焦干，心火旺的时候，就是清火清火再清火，给我开的是柏子清心丸，一盒一盒地吃，吃到最后导致心衰。这是因为他没有考虑到相火和这几个气的关系。再比如说太阴，太阴是湿地，湿地是产生湿的，你祛湿，太阴也死了。这都是因为没有顾护到相火，没有考虑到扶阳。如果在扶阳的基础上加减用药，去祛风，去祛湿，去解决小柴胡汤证的问题，就不会出现这些问题。所以说老师们一再讲，我们是站在归一的角度去看问题，去立极，去立法辨证，去解决问题。

下面我讲一讲"以火立极"的"火"是什么火。《内经》上讲，君火以明，相火以位。相火不在位，就是邪了，扶阳派治疗的核心就是让相火归位，而不是把它清掉，一定要把它收回来。怎么收呢？桂枝法可以收，四逆法也可以收。这是我讲的第二个问题，就是什么叫扶阳。这个阳应该站在那个极上来看。扶阳扶的是真阳。有真阳自然就有真阴。阴阳分为很多种，比如说五行中的水是灭火的，但是地下的水是养火的，地下的水就是真阴。比如说树的生长，地下没有水，树能生长吗？所以地下的水就是阳火。石油是一个最简单的例子，它就是水，一点就着，要补油，补的就是真阴。这里我再给大家举一个例子，下雨天打雷，闪电其实就是相火。它不在位了，就像龙从大海上天了就是闪电。那么怎么能让闪电龙归大海呢？一般的医生认为闪电上天了，脸上通红就应该滋阴，其实滋阴就好像是下雨，雨下得越大，闪电越多。可太阳一出来，乌云一散开，雨一停，闪电自然就龙归大海了。这个太阳是什么呢？就是姜、桂、附。可能这样一解释大家就理解为什么扶阳能滋阴了。

　　下面讲一下第三个问题，就是老师们讲的法无定法，方无死方。为什么老师不让大家抄方，让大家悟？我也是一点点去悟的，我在学习的时候使用三个方法，一个是加法，一个减法，还有一个清单法。清单法就是把卢家医案中所有用过的药列一个清单，按照清单找《本草纲目》，找所有的书，把每个药的药性全部写出来，再反过来对号入座，看看这些药到底是干什么的，这是一种方法。第二种是加法，就是搞清楚肺家的药是多少，肝家的药是多少，胃家的药是多少，归一下类，归类以后再去看。比如说桂枝法，桂枝法的加法就很简单，最初的时候就是四味药，桂枝、白术、炙甘草、生姜，是原始的桂枝法；要顾护中气，加上砂仁、陈皮、南山楂，就叫作基本桂枝法；要提肺气，祛肺寒，加上石菖蒲、法夏和白芷，就变成了综合桂枝法。这样大家可能就清楚了，是什么样的病就怎么加减，有了原始的桂枝法、基本桂枝法和综合桂枝法，就能懂了，就很简单了。方药的加减，主要是看脉象。用桂枝法的脉象指征，就是太阳病的指征，脉浮紧。怎么体会紧脉呢？我给大家说一下我是怎么练的。一位老师是这样教我的：他说把夏天墙上的壁虎打下来，壁虎尾巴断了，摸壁虎的尾巴尖，从掉下来到死，壁虎死了以后尾巴里面还在动，那就是紧象。我就是这么练习的。脉浮紧是桂枝法的指征之一，沉紧就要用附片了，是因为有里寒，可以用四逆法，也可以用太阳少阴综合法。这是我的理解。四逆法也是一

大会交流

135

样，最初就是附片、甘草、干姜，然后又加了一些药物，把老师的医案拿过来看，一味一味地加减，这样就可以理出来了。所以学习要下功夫。

再一个就是要医法圆通。我刚刚讲的另外一位师父给我指导石菖蒲用50g的例子，其实她还有另外一句话，她说你可以把方子里的甘草拿掉，换成贯众。因为扶阳派基本不用贯众，我就问她，为什么用贯众？她说你的血脂、血糖那么高，打点滴都找不到血管，用桂枝法化瘀生新，生出来的一点血也被污染了，被污染了就等于白用了桂枝法，效果也不是很好。怎么办呢？不用甘草用贯众。我说贯众是杀菌的？她说不对，她认为贯众是保鲜的。她问我是否记得师父在山上带我修炼的时候，有一口缸，缸里的水两个月都没有坏过，就是因为师父在里面放了一片贯众，它就保鲜了。针对我当时的情况，是这样治的，加进去贯众以后，我觉得精神要好得多，当然大家不一定要对号入座。后来我给朋友治病的时候，特别是治疗糖尿病、血脂高的时候，我也放一点贯众，照葫芦画瓢，效果很好。我在《中药杂志》看到一篇文章，认为贯众可以治感冒，我就更加敢用了，可以放到桂枝法里面用。我就是这样医法圆通的。再比如我刚才讲的桑寄生的例子，我就是这样慢慢地学，虽然没有上过学校，但是就这样一点点地积累，也有很大的收获。我在深圳有一个扶阳研究所，大家有兴趣的话，有机会我们可以再与大家交流，今天的汇报到此为止。谢谢大家！

孙永章：听掌声的热烈程度，可以看出大家确实有收获。张总干事用自己的四年经历，吃刘力红老师的药，吃卢崇汉老师的药，是扶阳派把他的疑难杂症治愈了。加上自己的悟性，张总干事刻苦钻研，对扶阳派有了深刻的体会，对于扶阳法的掌握非常到位。相信今天通过他简单的点评和体会介绍，一定会为我们在座的各位解决很多疑难的问题，让我们再次以热烈的掌声感谢张雨轩先生。

下面我们就请山西临汾市永旺脑病专科医院的高允旺院长，讲一下他温阳治脑病的经验。

高允旺：各位同道你们好，我是从西医大学毕业，而后自学中医，从中国中医研究院研究生毕业，毕业的时候已经42岁。这些年来，我治疗脑病大约有20000多人次，可以说为中医治疗急症、危症、重症探索了一种新的思路，我写了多篇文章发表，后来我发明了足针疗法治疗脑病，写了一本书，叫《脑病心悟》。这本书出版之前，我把书的草稿送给朱良春、任继学、邓铁涛、张学文等大家审阅，他们给予了高度的评价。邓铁涛老师说，我看了你的书，非常高兴，西医学中医有成，铁杆中医！我也因此有幸拜邓铁涛为师，成为邓老的关门弟子。中医几千年来能够存在，能够经久不衰，就是因为有很好的疗效。我的体会是中医经典不能丢，继承是基础，发展是前提，跟师是途径，疗效是根本。我今年76岁了，今天到扶阳论坛来，是带着感情来的。

中风病治疗很难，中风之后有的人有嘴不能说，有的人有腿不能走，有的人有手不能写，十分痛苦，给家庭、社会和个人带来了极大的困难。中风病的发病率很高、死亡率很高、致残率很高、治愈率很低，这叫"三高一低"。作为一个医生，我有我的使命感，我认为治好病人的病就是我的命。所以我这次是带着问题恭恭敬敬地来学习，这次扶阳论坛帮我解决了很多原来没有解决的问题。我感觉中医确实是一个伟大的宝库，应该努力发掘，加以提高。我们扶阳论坛就是发掘了中医的特色、中医的精华。十几年来我一直在想一个问题，王清任的《医林改错》改的是什么？他是在人死了以后，进行解剖，在这种情况下看到血管里面有瘀血，并提出五个逐瘀汤，他的方剂中黄芪和赤芍用得很多，我在治疗脑血栓的时候也在使用，但是瘫痪的病人往往好不了。不知道大家想过这个问题吗？既然有血瘀，那么用那么大量的黄芪和赤芍为什么会没有效果？为此，我就想到神舟七号、天宫一号能够上天，靠的是什么？靠的是火箭。血瘀以后，用上大剂量活血药为什么效果不好？是因为缺乏动力，动力是什么呢？动力就是阳气，就是扶阳的药。如果在活血化瘀药的基础上，加上附子、肉桂、麻黄、细辛等药物，就能够获得很好的效果。这三天我体会最深的是六个字："阳化气，阴成形。"如果有阳气就能够推动瘀血。这两天我还悟出了一个道理，卢老师讲了，阳气就是功能、是动力。所以我觉得阳气是能量，是热量，身体健康与否，全在于阳气。脑梗死、脑血栓、手颤动、脑肿瘤这些疾病是怎么形成的？我认为就是阴成形。我们的一切生理活动都是阳气的作用。这些疾病的形成就是阴成形，阴气聚集，阴寒凝结而形成，也就是阴证。所以在治疗疑难杂症的时候，我特别赞成使用扶阳大法。我有一些体会，总结成下面这段话：

中风之症危生命，千古健将力难挣；

立法遵循内难经，辨证寻旨张仲景；

疾走暴厥皆是风，利窍通腑麻黄用；

汗法可治脑肿瘤，针药并举能守行；

阳气不济会得病，麻附辛汤透伏风；

中风脑病不必忙，活血化瘀算一法；

闭证急用承气汤，脱证兼用小续命；

上下闭证苏合香，中风恢复重用阳。

孙永章： 下面我们有请北京中医药大学研究生会的学术顾问、北京永安堂诊所的刘法洲老师，他在经方研究和扶阳研究方面有很多心得体会，现在由他给大家做报告。

刘法洲： 时间比较紧，但我还要再强调一下卢老师再三强调的要从理上去探明。我想就"生命以火立极"这个话题多说几句，20世纪90年代初我得了一本纪由先生写的华侨出版社的《阴阳初探》。他在这里面有大量的论述，最后的结论是我们整个生命以及人类产生的本身就是阳性偏高的现象，如果是阴阳平衡，零下273℃就是阴阳的平衡。四逆汤是从极上考虑，郑钦安老先生说要以火立极，为什么呢？生命现象本身就是阳性偏高的现象，这就是以火立极的根本。中医学中所说的水火、表里、寒热、虚实，是以健康人的正常生理状态作为中性标准，例如人体的正常体温是36℃，这种温度本身如果与阴阳完全平衡状态的温度是零下273℃相比，正常体温就已经是阳性偏高的现象了，所以就一定要以火立极。我为什么要强调这个，就是因为在《扶阳论坛3》里面，刘力红老师提到，对扶阳论坛有许多质疑、反对的声音，刘力红老师说阴阳是互根的，说以阴立极可以不可以呢，他说以阴立极也是可以的，但是要符合三个条件，说了很多。我个人认为实际上刘老师是在缓和矛盾，实际上以他说的三个条件，阴主阳从根本就不存在，叶天士是温病学的老祖，他都没有符合刘力红老师说的三条标准，所以叶天士这个温病大家发出了"救阴容易，通阳最难"这个慨叹，叶天士对桂枝汤、泻心汤的灵活运用达到了炉火纯青的程度，问题是他没有发明四逆法，如果他把四逆法也运用得炉火纯青，就不会发出"救阴容易，通阳最难"的慨叹。如今普天下都是六味地黄的医生，都是清热解毒的医生，所以2001年第10期的《中医杂志》中成都宋兴教授的文章里谈到了，说"只识火热之外相，不识阳虚之本质，已成了举世通病"。

现在很多人对扶阳学派有质疑，而且有的质疑非常激烈，只有把"扶阳"的理说透了，才能走到底，不然凡是对扶阳信心不坚定的，有怀疑的，走着走着就不想走了，就不敢走了，我们一定要走下去。

刚才那位高允旺老先生说了，他先学了西医，但是他特别信中医，他能背《伤寒论》。我这里也说说《伤寒论》的事。《扶阳论坛2》的一位主讲专家张存悌，他是《中医火神派探讨》的作者，他在书里说学好扶阳要有《伤寒论》的根底，这话非常非常的重要。《伤寒论》和《金匮要略》有什么关系啊？东北沈阳的一位名老中医叫陈会心，大概是在20世纪50年代初，在他的指导下，杨麦青先生运用温阳方法、用真武汤挽救了数以千计的麻疹病儿的生命，他就谈到《伤寒论》和《金匮要略》的关系，他说《伤寒论》是流水，《金匮要略》是水中的漩涡，一个是毛病的普遍性，一个是毛病的特殊性，都需要掌握。《伤寒论》398条，《金匮要略》400条，加起来差2条就800条吧，这800条就是中医看家的本事。20世纪80年代初，我有幸聆听了北京同仁医院中医科丛法滋老师的教诲，他说西医学研制药物的标准之一，就是一天的服用量要能够控制病情48小时。如果用这个标准衡量，后世发现的上千种、上万种中草药都是应该被淘汰的，可是《伤寒论》《金匮要略》里面的药物95%以上都有这个效果，所以临床上能用经方尽量使用经方，多年来我就遵循老师的教导，疗效相当不错。后来一个偶然的机会，我在经方的基础上，重用附子，一点点加量，最后加到500g，治愈了一个患类风湿的小伙子。治愈了以后，当时很高兴，过了一段时间，我就感到后怕，为什么呢，因为一个老前辈曾经嘱咐我，说不管什么时候，一定要把舌、脉、症写详细，有是症用是药，辨证论治可千万不能忘。所以这个小伙子的类风湿用500g附子治好之后，我就不敢用这么大的量了。

那么用附子是什么证呢？我慢慢通过学习，找到了非四逆汤证而用四逆汤的要点，就是舌质淡白，苔润有津，面色晦暗无泽，口不渴，或渴而不思饮，或喜热饮，或大便不结，或虽大便难而腹无所苦，或大便先硬后溏，夜尿多，神疲恶寒，四肢清冷，脉弱。只要符合这个证，用附子就没有问题。

还要再多说几句，我临床使用伤寒方，使用附子、干姜疗效非常好，使附子，使干姜，不管用多少年都不能出事，这里面就有一个实际操作的问题，就是医嘱强调煎服法的重要，我在处方上不只签字，我还刻戳盖章，戳上写什么话啊，比如说写久煎2～3小时，口尝30分钟后，舌无麻感，再放群药，弱麻再煎，以不麻为度，就这样还有回来找我的。他是怎么尝的？是蘸一点水拿舌头舔一舔，你看差一点都不成。我前后刻了十个戳，真是千叮咛万嘱咐，我念一下最后这个戳吧，上面写的是：黑附子、川附片能救命，不遵医嘱就要你的命。久煎 1 ～ 2 小时，100g 以上 3 ～ 4 小时，最多长达 6 小时。咀嚼大厚片，如唇舌稍有麻感，再煎，以绝对不麻为度，之后再与群药同煎，万万不可能粗心大意，刘法洲之嘱。这是我的一点体会，谢谢！

孙永章： 谢谢刘老师！大家来参加扶阳论坛就知道四逆法可以解决很多疑难杂症，但是就像刚才刘老师提到的，附子的煎服法大家一定要慎之又慎。

下面我们有请朱雄心先生。他是研究宣蛰人银质针与扶阳的一位医生，宣蛰人是西医的一位大家，他在西医外科方面卓有造诣，后来从事中医针灸银质针疗法，很多时候用灸法，应该说与扶阳有异曲同工之妙。大家欢迎！

朱雄心： 首先非常感谢大会给我这个机会，我先讲宣老 2003 年的一个病案。当年中央一位领导的母亲，79 岁高龄，她患病多年，特别是 75 岁到 79 岁这四年，下半身疼痛，非常难受，几乎瘫痪，用止痛药、激素，根本没办法解决她的疼痛，最后卫生部推荐说他母亲的病可以找宣蛰人试试看。后来他们找到了宣老，宣蛰人老师是上海旌阳区医院骨科的主任医师。软组织松解术是他独创的，他经过近半个世纪的琢磨，52000 人的总结，72 岁开始，写出了 216 万字的《宣蛰人软组织外科学》这部巨著，这本书可以说是"当代的《本草纲目》"，他把疼痛的机理，特别是慢性疼痛讲得非常清晰。当时宣老看了这个病人以后，说我觉得你的病和软组织疼痛非常有关系，所以就在麻醉之下，两天之中给这个病人打了 839 针银质针，银质针的直径 1.1 毫米，10 针加起来就是 1.1 厘米，四天以后，这个病人的病痛全部消失，后来就能走路，到去世也再没有犯过。这是什么大法，就是扶阳法。

我是 2002 年开始追随宣老，到现在加起来刚好十年，用他的这个方法解决了很多患者的疼痛。但是宣老讲到全身性不明原因的疼痛，他想追求以药代针的境界，我们这些弟子追随来追随去，后来慢慢发现全身疼痛的患者和这个阳气的关系太密切了。所以这种伤阴证阳气不足的患者，在扶阳的基础之上，先慢慢把他的阳气扶起来，正气慢慢回复，在经络不通的地方如果用药能打通的就用药打通，经络不通的地方再结合银质针，这样针药结合，很多世界性难题的患者，我们真的是一点一点拿下来。现在我们宣老的早期弟子每年在浙江中医药大学办两期培训班，所以有机会的话，大家可以去疼痛医学网网站上看我们的教学信息。谢谢大家！

孙永章：我上一次去深圳出差的时候，去杜厚毅诊所看了一下宣哲人银质针疗法，应该说他把针法跟中医的扶阳方法做了一个现代化的改进。今天现场没有多媒体播放设备啊，可能不好看，它的灸法实际上用的是酒精加艾条烧灼，并且可以随时调整温度，所以它的热度比我们一般的针灸科的灸法的热度大得多，所以他充分地运用了针灸穴位的作用和扶阳的作用。我想有机会下一次扶阳论坛可以找一位医师来演示一下宣哲人的银质针扶阳的方法。

我们最后有请广东珠海岭南社区卫生服务站的苏勉诚博士来说一下他自己亲身经历的甘遂的中毒及解毒方法，以及生附子中毒的反应。大家鼓掌！

苏勉诚：我现在讲讲2008年我还没接触扶阳论坛的时候发生在我身上的真实事件。先简单说一下我自己。我是1985级的成都中医学院的学生，毕业之后做了三年中医，然后读了病理解剖学的硕士、中药学的博士，毕业后在药厂工作过，然后到香港中文大学做过中医药研究。先说第一个事例，这是我用生命换来的东西，2008年3月份的时候，我用十枣汤给病人治疗肝硬化腹水，病人吃后泻下了一些水，但是效果不是很好。到了2008年6月22号，我想自己体验一下这个甘遂利水的效果，所以用了2g甘遂粉，还有生甘草，在中药里面这是"十八反"的药。下午5点我就把煎好的药喝到肚子里面去，过了10～20分钟，我就开始拉肚子，第一次拉的有一些粪便、一些水；然后过了1个多小时又去拉就全是水，当时还没事，从厕所又走回来，继续看中医书；第三次再去厕所的时候，拉的这个水大便就像水龙头一样。拉完了以后，从厕所到办公室的距离可能不到20米的路，我就完全瘫倒在地下，当时浑身出汗，大小便失禁，发生这种大小便失禁的情况之后，我就赶紧跟我的助手讲了，让他搞了参附汤吧，就开了20g的红参，40g的生附子，40g的生附子我们煮了40分钟，当时出现的情况我表演一下……当时的情况就是产生了明显的中毒反映，我的这个手就拘挛，我的这个嘴、我的心脏不受控制地跳动，我当时在想这样死掉真是很遗憾，莫名其妙地死掉，这种就是说要死但是还没死过去那种感觉，很难受，我就躺在地板上，喝水已经喝不了了，当出现这种情况的时候，我开始还想请他们来给我输液，但是小诊所关门了，没办法就打120，我也不知道该怎么解决。当时我就把这个参附汤喝下去了，所幸喝下去1分钟之内手脚全部松开，但是救护车已经来了，又拖到诊所去，检查也没什么事，就是整个全身的肌肉像爬了很高的山一样，全部抽筋了，全身都在痛，体重减了1、2公斤，用了参附汤活过来了。

这次中毒之后我也是吓怕了，所以这个生附子我现在没尝过，我的朋友尝过告诉我的。他说把生附子拿来嚼一嚼之后就吐掉，千万不要吞，吐掉之后舌头就有像刀割一样的感觉。

我曾经在中药厂工作，有一个最重要的体会，比如说黄芪用了350g，附子用了300g、500g，没有问题，但是我想问一下，先不说药材，就问煎500g的药材要用多少的水？一公斤的黄芪我们加水水煎得到的有效成分至少在30%～40%左右，所以说我们用药材到很大剂量，但水用得不够的时候实际上是对药材的浪费。所以我建议做一些实用的研究，研究一下我们煎煮附子、黄芪到底用多少水合适，提供一个参数，因为每一种的药材的提取率是不一样的，你用水的量也是不一样的，实际上你药材用很大量的时候，如果水都不够，完全是浪费药材，如果到了饱和状态，就不是越大量疗效越好，实际上你用到100g就已经够了，所以我们在用到生附子的情况下，也就是用30、40g。

孙永章： 谢谢苏博士自己亲身的体验，我们今天下午的大会交流到现在就告一段落，这次扶阳论坛整整三天，今天下午是我们首届的扶阳论坛的交流，现在已经5:00，谢谢大家。我们在座的代表，可能除了个别返程的，全部还在这儿细心认真地学习。可以看出在我们这个浮躁的社会当中，还是有一批执着于中医发展的人才在努力地奋斗。我想我们经过几天的学习，对扶阳的理念、方法以及深层次的学术的内容，肯定有了一个整体的了解，尤其是今天上午卢崇汉老师、刘力红老师对代表们的很多疑问进行了系统的解答。今天下午代表们的大会交流发言大家肯定也受益匪浅，我想我们这次国际扶阳论坛应该说达到了预期的目的。

闭幕式节选

孙永章（主持人）：下面我们举行一个简单的闭幕式，让我们全体代表以热烈的掌声邀请刘力红博士给大家做总结，大家欢迎！

刘力红：谢谢，很惭愧今天下午的讨论我没有听全，但是我听到这几位同仁的报告的时候，我自己非常地感慨，就觉得确确实实我们这样一个学术论坛很有希望。为什么这样说呢，因为学术一定是要有品格的，我从这里面看到了大家的品格。任何学问、任何事情都是由人来决定的，我们这次自始至终都在强调一个理，就是明理是最重要的。但是怎么样来明理呢，我们看文字是很重要的，明理的"理"跟礼仪的"礼"是一个意义，我们是个礼仪之邦，中医是尚礼的医学，所以只有具备了这样的一个礼，就是礼仪的礼，才有可能有理。

在我听到的这段会议交流中，不管上台交流的是针灸的这些老师，或者是医师，大家都非常寂静，在下面一点声音都没有，在各位交流的过程中，依然是这个风范，这是最珍贵的一个品格，这也就预示着我们这样一个学术能够得到应有的发扬，这是我自己的感慨。我觉得我们这次首届国际扶阳论坛很圆满，具有很高的层次，很丰富的内涵。国内方面除了内地专家，还有港澳台地区的。国际方面，既有来自英国和荷兰的专家，也有来自方方面面的代表，有加拿大的，有澳大利亚的，有美国的。第一次国际扶阳论坛能够办到这样的规模、层次和内容，我自己感到非常欣慰，感觉真正体现了这样一个国际性的盛会，我们论坛的主办单位中华中医药学会的国际部确确实实为这个会议付出了很大的心血。我在这里代表论坛对中华中医药学会国际部表示衷心的感谢！

同时也非常感谢各位，实际上在座的很多老前辈他们更有学问，更加应该到这个台上来，可是他们却默默地坐在听众席上，这无疑是给了我们极大的鼓励和鞭策，使我们在学术上会更加保持一种谦卑的态度，向这些

143

老前辈学习。尤其是对各位老前辈这样的参与，更加表示衷心的感谢！下面请孙主任做总结。

孙永章：我想刘博士已经做了很好的总结，我在这儿也说一点感想。自举办首届扶阳论坛以来，每次的论坛刘力红博士都要对讲课的老师考察来，考察去，这次有他的推荐，能够把五行针灸从国外请回来，我觉得非常欣慰，我知道针灸在国内的阵地越来越小，并且卓有影响的大家可以说屈指可数。所以，我们这一次能够在刘力红博士的引导之下，把五行针灸重新接引回它诞生的国家，确实是一大盛事。在以后的工作当中，我想我们会在国内举办相应的培训班，使我们这一门国学能够重新在中国传播发扬，在此我想作为主办单位，同时也代表在座的各位专家，对刘博士的引导表示衷心感谢！在此我也代表中华中医药学会国际部，感谢在座的各位专家长期以来对学会工作的支持，有了你们，这个论坛才得以不断地扩展，不断地扩大影响，也正是有了你们，扶阳论坛才能够不断地举办下去，中医的学术才能更加发扬光大。谢谢各位！首届国际扶阳论坛暨第四届扶阳论坛就到此结束，谢谢各位，祝大家一路顺风，谢谢！

闭幕式节选

附录 论坛征文精选

扶阳同人体气化的辩证关系

王仰宗 《中医临床研究》杂志社

在"太极"理论中，阳主阴从，阴根于阳，阳根于阴，独阴不生，独阳不长，阴变阳合，循环无端。阴阳的关系，在"矛盾一体"的运动法则中，有着复杂的"太极"辩证内涵。大江东去，太阳西下，地球自转由西向东，日月由东向西，在太阳系中，地球东转，太阳和月亮西转，虽然方向不同，但是，作为一个宇宙体，在太阳系中，各自成为太阳系中的重要组成部分。方向不同但目标一致，自相矛盾又合二为一，"矛盾一体"同"天人合一"一样，共同构成太极理论的基本法则。矛属阳，因其具有主动性；盾属阴，因其承载和被动性。"矛盾一体"揭示着有矛无盾，有盾无矛的片面性及矛盾的整体性规律，矛盾是宇宙也是生物世界的共同法则，既维系着"天人合一"的矛盾性和整体性，又维系着生命的生理性。钟表内的多个转向齿轮虽然各自转动的方向不同，但时针和分针以及秒针却永远朝着一个方向。这就是"太极"的内涵。"矛盾一体"的对立性和统一性，也是同时存在的，"天人合一"和生命的和谐性，是人体生命新陈代谢的基本规律。阴阳水火是生命的基本法则和物质基础，风水火，生命气化，阴阳五行八纲是中医临床研究的特色和靶点。正确理解"矛盾一体"和阳主阴从是辨证施治的关键。

正虚邪实，扶正祛邪，是中医的基本法则，多年来，矛盾的对立性掩盖了"矛盾一体"的统一性，"矛盾一体"是中医整体学说的哲学基础。从阳常有余和阴常不足到阳主阴从和扶阳理论，揭示了大自然和人类进化的共同规律。气和火属阳，是生命的原动力，是物质、能量、信息的集合体，乾阳坤阴，阴的物质性具有承载支撑的功能。对阴阳的调理，"阳主阴从"法则，是临床医疗的基本要素。气属阳，血属阴，既讲阳主阴从，又讲阴的载体作用，讲阴不能无阳，讲阳不能无阴，关键在于二者的平衡。气也具有物质性，正常的健康体质，是阴阳均处于生理状态即阴平阳秘。扶阳是指体质的整体提高，既要扶阳又要养阴或滋阴潜阳，"阴阳一体"，"矛盾一体"，科学地把握阴阳的矛盾平衡，是辨证施治的关键。

汗孔又称"气门"和"玄府"，肺主皮毛，汗孔西医学称汗腺，汗孔同人体热平衡和体液（主要是汗液）具有密切关系，气属阳，水属阴，汗腺分布着丰富的神经末梢，其周围有着大量的"树突状"细胞；树突细胞和神经末梢在皮下组织中形成广泛的神经末梢和树突状细胞网络。皮肤的复杂构成，一方面可调节人体温度，又可调节湿度。皮下神经末梢和树突细胞，一方面为器官组织提供传感和营养作用，树突细胞又可在抗原作用下，产生抗体。汗孔在人体具有十分重要的生理意义，经络学说及其临床研究表明，经络、脏腑以及血管、淋巴管、神经末梢、树突细胞共同构成人体的全身性气血通路，是人体气化和维持人体生理及新陈代谢的重要支撑平台。肺主皮毛，对皮下多重全身性网络形成的研究，必将加深中医对《伤寒论》《温疫论》形成的本质认识。"矛盾一体"和"不对称性"病理变化，是"八纲"和"六淫"的基本要素，多因性、多元性辨证模式是临床辨证施治的关键。饮食在体内的代谢过程中，葡萄糖即碳水化合物生成二氧化碳和水，并生成热量和能量，同时耗氧，成为人体"水火平衡"和"寒热平衡"的重要过程。"氧"是空气的主要组成部分，人体生理状态同"缺氧"关系密切，充足的氧供和血供是人体生理功能的保证。血管、神经末梢、淋巴系统、树突细胞构成了人体的血管、淋巴、神经末梢、树突细胞多重调控网络，经络是这些网络的顶级系统，神经末梢和树突细胞网络，尤其是树突细胞构成的网络系统，同人体抵抗力和免疫力关系密切，而这些都和人体"氧"和"缺氧"状态有关。

从食疗和养生保健层面，改善人体的"缺氧"状态，是提高临床疗效的关键。气属阳，氧亦属阳，中医气化和人体生理及"缺氧"间的互动，尤其是缺氧状态同"精气神"的关系，是人体生理维持正常状态的决定性指标，改善人体缺氧状态，直接同"扶阳"和"气化"紧密相关。食疗、养生保健同样是一种"扶阳"的生活方式。《内经》中养生保健占了大量篇幅，养生保健既是治未病又是临床医疗的基础和支撑平台，没有一个好的体质，就没有健康。否定气化和缺氧的内在关系，否定"扶阳"和改善缺氧的内在关联，是临床食疗和养生保健的一个误区。血氧饱和度、新陈代谢同氧化状态密切相关，卫气、营气、血气、卫气营血和精气神同中医气化及人体缺氧状态密切相关。正确认识缺氧状态在人体气化中的定位，是拓展和提高中医关键学术理念的基本研究范畴及提高临床疗效的关键要素。氧化和缺氧状态不是中医气化的唯一客观指标，但它是中医卫气营血和精气神学说物质基础的重要组成部分。"形神合一"和"天人相应"，中医气化和扶阳学说是中医理论的核心学说。长期以来，中医基础研究淡化了缺氧和动脉血管在气化和脉部中的客观体征，简化了科研和认识靶点的临床性。"大道从简，返璞归真"，中医从临床来，理论和基础研究同样应从临床开始。一个健康的体质，是防治疾病和养生保健的基础，同时，也是临床辨证施治的必由之路。卫生部部长陈竺在北京中医药国际发展与合作交流会议上明确指出，中医药应对创新挑战潜力巨大，在应对新的健康挑战方面将发挥举足轻重的作用，当今医学模式正在由以疾病尤其是疾病的后期治疗为主，转向以疾病的预防和健康促进为主。中医药可以在这方面大有可为，中医药快速走向世界，要在做好传承的同时，抓住机遇勇于创新。

　　根据中医经络学说，针灸疗法的针灸效应从皮肤开始经由并跨越神经末梢，血管淋巴、汗腺等皮下的复杂多网络结点，从传感和营养、免疫和抵抗力，由体质到生命及人体综合健康状态，直接反映人体阴阳平衡状态。阴阳平衡、四诊八纲、阳主阴从，阴平阳秘是这个综合效应的关键。针灸、食疗以及其他一些养生保健是非药物疗法，对疾病的后期治疗转向保健和医疗并重，是医疗模式的重大改变。针灸扶阳，食疗扶阳，养生保健扶阳，扶阳理论在临床保健医疗中的普及，是提升临床扶阳医疗思维和理念的重大进步。扶阳疗法是中医气化理论在临床研究中的靶向性整体疗法。阳主阴从观必将主导体质保健和临床医疗的研究方向，丰富和繁荣中华医药的理论和临床辨证施治。

　　太阳带给人类温度，食物为人体提供营养和热量运动。有氧代谢和人体气化是生命存在的最基础形式，体温和氧化是人类生命存在的必要条件。温度、热量、水火寒热、气化和人体新陈代谢是阴阳平衡的调控过程。以"氧"为本质的扶阳学说，阳主阴从是这一过程的主宰因素。扶阳理论贯穿在人体生命和中医气化理论的各个方面。阳光、食物、保健养生、辨证施治，扶阳理论体现在临床医疗保健及改善组织器官缺氧的多个关键靶点。天人合一，阴阳一体，矛盾法则即矛盾一体法则将成为临床医疗养生和保健养生的科学发展观及繁荣中医药事业的必由之路。

《黄帝内经》重阳思想探讨

余天泰　福建省南平市人民医院

　　阴阳学说是中国古代重要哲学思想之一。素有"医家之宗"之誉的《黄帝内经》引进并充分发挥这一学说，而且在运用中加以发展，将其与医学理论紧密结合，创造性地构建起了以阴阳为中心的藏象、经络、病因、病机、诊断、治则及养生等医学理论体系。其中，阳气之作用受到了特有的重视。

一、《内经》重阳思想渊源

　　阴阳概念出自向称"百科之母""群经之首"的《易经》。如该书《系辞传》上篇说："一阴一阳之谓道"，明确指出"道"包含阴和阳两个方面，提示阴阳就是道，就是规律和方法，天地万物之理，大而宇宙，小而一草一木，皆不外阴阳而已。并且认为阴阳是运动变化的，因而说："是故易有太极，是生两仪，两仪生四象，四象生八卦……"而推动其运动变化的动力则是阳气，也就是阳气起着主导作用，故开篇即言："天尊地卑，乾坤定矣；卑高以陈，贵贱位矣；动静有常，刚柔断矣……乾知大始，坤作成物；乾以易知，坤以简能。""生生之谓易，成象之谓乾，效法之谓坤。"又说："大哉乾元，万物资始，乃统天。"（《周易·本经·乾》）"至哉坤元，万物资生，乃顺承天。"（《周易·本经·坤》）说明"乾"为天，天之始，主于起始变化，以太阳喷薄云层而出，万物亦随之动变，犹如万物运动变化的力量之父；"坤"为地，主于从属，万物皆从地而成其形体，而坤乃顺承天，为万物之母。此外，《易经》在八卦排列次序上，特以乾卦为开篇第一卦，并以"元亨利贞"四字作其卦辞，而坤卦乃居其后，意在昭示乾就是天，天为阳，为一切万物肇始之源，而且又是万物坚固而善其终之根；坤就是地，地为阴，从属于天，且须待天动而后动。所有这些，均充分体现了"阳"为主导，"阴"为从属的重阳思想。正是由于阳气的主导变化运动之作用，使阴阳不断运动发展变化，从而化生万事万物。

　　《易经》是古代哲学著作，乃中国哲学的总源头，亦是《内经》阴阳学术理论之渊源。作为发生和根植于中华文化沃土成长起来的中医药学，一开始便受阴阳思想的影响。因此，阴阳学说成了构建《内经》理论与思想体系之重要元素，并且闪现着《易经》重阳思想的智慧和光辉。

二、《内经》关于重阳思想论述

《内经》引进阴阳学说思想，并将其作为重要的说理工具，用以解释生命起源，认识人体结构，阐述生理病理、诊断治则，以及指导养生防病等。如《素问·宝命全形论》曰"人以天地之气生，四时之法成"，"夫人生于地，悬命于天，天地合气，命之曰人"；《素问·阴阳应象大论》说"夫五运阴阳者，天地之道也，万物之纲纪，变化之父母，生杀之本始，神明之府也"；"善诊者，察色按脉，先别阴阳"。以哲学的观点解决了其世界观、生命观和认识论、方法论的重大命题，从根本上奠定了《内经》理论与思想基础。

受《易经》影响，《内经》本着"人与天地相参，与日月相应也"（《灵枢·岁露论》）之观点，把宇宙万物之一的人放到天地自然界里考察研究，发现阳气在人的生命活动过程中至关重要。认识到阴阳是各种事物的规律，也是人体的根本规律，而且是以阳气为本的。如《素问·四气调神大论》曰"天气，清静光明者也，藏德不止"；《素问·阴阳应象大论》云"阴静阳躁，阳生阴长，阳杀阴藏。阳化气，阴成形"；《素问·阴阳别论》说"静者为阴，动者为阳"；《素问·方盛衰论》言"阴阳并交者，阳气先至，阴气后至"。认为阳气系推动自然界万物生化的作用和力量，永无止息，并且是阳主动而阴主静、阳前而阴后（即阳主阴从），阴阳之中若无阳气的推动，则世间万物只能是死水一潭，大千世界包括生命在内也就不可能生生不息。因而《素问·六节藏象论》称："气合而有形，因变以正名。天地之运，阴阳之化，其于万物。"由于天之阳气的下降，地之阴气才能上承，使天地之气合化，阴阳交泰而万物方得以化生，并且呈现刚柔相生，和本曰和。"是故刚与刚，阳气破散，阴气乃消亡；淖则刚柔不和，经气乃绝。"（《素问·阴阳别论》）

阳气之作用，贯穿人的生命全过程。人之生长发育、生长壮老已、健康与疾病等，无不体现阳气盛衰的主导作用。如关于生长发育，《素问·上古天真论》曰："女子七岁，肾气盛，齿更发长；二七而天癸至，任脉通，太冲脉盛，月事以时下，故有子；三七，肾气平均，故真牙生而长极……

七七，任脉虚，太冲脉衰少，天癸竭，地道不通，故形坏而无子也。丈夫八岁，肾气实，发长齿更；二八，肾气盛，天癸至，精气溢泻，阴阳和，故能有子；三八，肾气平均，筋骨劲强，故真牙生而长极……五八，肾气衰，发堕齿槁……七八，肝气衰，筋不能动，天癸竭，精少，肾脏衰，形体皆极；八八，则齿发去。"其中所讲的"肾气"实际上就是指肾阳而言，也就是说人之生长发育乃至衰老过程，是由于肾阳的盛衰变动而主导的结果。关于正常生理状态，亦是以阳气为主导。若阳气能固密，阴气便能和平，则可达到"阴平阳秘，精神乃治"境界，人体才有健康可言。即所谓"凡阴阳之要，阳密乃固"（《素问·生气通天论》）。阳气于人之地位，犹如太阳与天体的关系，不可或缺。重点保卫养护阳气，如此才能维系身体健康，正所谓"苍天之气，清静则志意治，顺之则阳气固，虽有贼邪，弗能害也"（《素问·生气通天论》）。阳气是人体生命活动的动力，身体的强健和精神的聪慧与否，是以阳气的充沛并运行正常为前提的，不然，"阳气者，精则养神，柔则养筋"（《素问·生气通天论》）则难以实现。阳气贵在温煦、温通、温化，如体内之血液阴津的流动循环，有赖于阳气的温通推动，即《素问·调经论》所讲："血气者，喜温而恶寒，寒则泣不能流，温则消而去之。"

天人相应，人体内阳气也伴随着自然界阳气的盛衰而发生相应的变化。一年当中，自然界有春生、夏长、秋收、冬藏的四时气象节律，而一日之内也有相似的变化，因而人体阳气亦具有朝生、日中长、日入收及夜藏的周期性或规律性变化。"故阳气者，一日而主外，平旦人气生，日中而阳气隆，日西而阳气已虚，气门乃闭"（《素问·生气通天论》）。人若违"三时"（即平旦、日中、日西）阳气变化规律而妄动，则身体之阳气将困顿衰薄。故该篇紧接其后说："是故暮而收拒，无扰筋骨，无见雾露，反此三时，形乃困薄。"阳气的这种节律不仅体现在生理上，也表现在病理变化方面。如《灵枢·顺气一日分为四时》中云："夫百病者，多以旦慧昼安，夕加夜甚，何也？……朝则人气始生，病气衰，故旦慧；日中人气长，长则胜邪，故安；夕则人气始衰，邪气始生，故加；夜半人气入脏，邪气独居于身，故甚也。"表明病情的轻重与阳气的盛衰变化息息相关。

阴阳失调或失衡是人体基本病理变化之一，而其失调或失衡则是以阳气受损和阳气失常为先导的。因此，阳气受损与失常，乃疾病甚或死亡之根源。所以《素问·生气通天论》明言："故阳强不能密，阴气乃绝。"造成阳气受伤为病的因素是多方面的，风寒暑湿之邪、饮食不节及情志劳倦等均能损伤阳气而引起不同类型的病证。其中以寒邪伤阳为最甚，故曰："因于寒，欲如运枢，起居如惊，神气乃浮……四维相代，阳气乃竭。"（《素问·生气通天论》）综观《内经》在阐述外感内伤等诸多疾病时，每每以寒邪立论，由此彰显了其重阳思想的病因观和发病观；而阳气虚则易招致外邪而成疾，如"开阖不得，寒气从之，乃生大偻……"（《素问·生气通天论》），意指阳气先虚，外邪乘虚而入，可引发"大偻"等多种疾病。反之，若人体阳气充实调顺，则外邪难犯，于是说："清静则肉腠闭拒，虽有大风苛毒，弗之能害。"（《素问·生气通天论》）然而，尽管阳气至为宝贵，但"亢则害，承乃制"，如果阳气过于亢盛，或运行失调，阻隔不通，亦可为邪为害，因而《素问·阴阳应象大论》道："壮火之气衰……壮火食气……壮火散气……"《素问·生气通天论》更进一步指出："阳气者，烦劳则张，精绝辟积，于夏使人煎厥。""故阳蓄积病死，而阳气当隔，隔则当泻，不亟正治，粗乃败之。"

当然，《内经》重视阳气，在强调以阳气为本的同时，并非否认阴气的存在价值及其重要性，而是认为阴阳是互生、互用、互制的，两者之间应保持和平协调关系。否则，一有失和不调，即为病理状态而发生疾病，甚至死亡。是故曰："阴在内，阳之守也；阳在外，阴之使也。"（《素问·阴阳应象大论》）"阴者，藏精而起亟也；阳者，卫外而为固也。阴不胜其阳，则脉流薄疾，并乃狂；阳不胜其阴，则五脏气争，九窍不通。"（《素问·生气通天论》）"两者不和，若春无秋，若冬无夏，因而和之，是谓圣度……阴阳离决，精气乃绝。"（《素问·生气通天论》）

三、《内经》重阳思想对后世学术的影响

《内经》，作为确立中医学理论体系之医学典籍，为中国医学的发展奠定了坚实的基础，其重阳思想对后世影响深远。医圣张仲景深悟《内经》重阳之理，提出"若五脏元真通畅，人即安和"（《金匮要略·脏腑经络先后病脉证》）之说，认为人若能保持五脏"元真"（实指阳气）运动通畅，即可得以安和健康。因此，仲师在实践中极其重视阳气，其不朽的篇章——《伤寒杂病论》之所以冠以"伤寒"二字，意在示人阳气至重而易伤，应时时顾护阳气，因而书中附、桂、姜之使用频率极高，其所创制的诸多扶阳名方经久不衰，堪称重阳扶阳之典范。

此后，崇尚重阳思想之医家辈出，并代有发扬。例如，宋代医学家窦材就十分强调人身阳气的重要意义，指出"为医者，要知保扶阳气为本。人至晚年，阳气衰，故手足不暖，下元虚惫，动作艰难。盖人有一息气在则不死，气者阳所生也，故阳气尽必死。人于无病时，常灸关元、气海、命关、中脘，更服保元丹、保命延寿丹，虽未得长生，亦可保百余年寿矣。"（《扁鹊心书》）

明代医学家张景岳反对"阳常有余"之说，主张"人是小乾坤，得阳则生，失阳则死"，认为"凡万物之生由乎阳，万物之死亦由乎阳。非阳能死物也，阳来则生，阳去则死矣。试以太阳证之，可得其象"。"可见天之大宝，只此一丸红日；人之大宝，只此一息真阳。孰谓阳常有余，而欲以苦寒之物，伐此阳气，欲得生者，可如是乎？""尝见多寿之人，无不慎节生冷，所以得全阳气。""故凡欲保重生命者，尤当爱惜阳气，此即以生以化之元神，不可忽也。"（《类经附翼》）

李念莪云："天之运行，唯日为本，天无此日，则昼夜不分，四时失序，晦冥幽暗，万物不彰矣。在于人者，亦唯此阳气为要，苟无阳气，孰分清浊，孰布三焦，孰为呼吸，孰为运行？血由何生？食由何化？与天之无日等矣，欲保天年，其可得乎？"（《内经知要》）

周之干称："人身以阳气为主，用药以扶阳为先。如上焦闭塞，阳气不能下降，须开豁之；中焦阳气不能上升，须温补之；下焦阳气不能收藏，须求肾纳气。"（《慎斋医书》）

清代医学家黄元御奉行"阳主阴从"，说："阳如珠玉，阴如蚌璞，含珠如蚌，完玉似璞，而昧者不知，弃珠玉而珍蚌璞，是之谓倒置之民矣。"（《素灵微蕴》）

近代著名医学家、"火神派"之开山宗师郑钦安，极力推崇阳气，明确指出："子不知人之所以立命者在活一口气乎，气者阳也，阳行一寸，阴即行一寸，阳停一刻，阴即停一刻，可知阳者阴之主也，阳气流通，阴气无滞，自然百病不作。阳气不足，稍有阻滞，百病丛生。""仲景立四逆，究竟是专为救这点阳气说法……此方不独专为少阴立法，而上中下三部之法具备。知得此理，便知得姜附之功也。今人不知立极之要，不知姜附之功，故不敢用也。非不敢用也，不明也。""余非爱姜附，恶归地也，功夫全在阴阳上打算。"（《医理真传》）其临证"以扶阳为纲"，善以扶阳大法治病疗疾，擅长运用大剂姜、桂、附等辛热药物，起死回生，屡建奇功，积累了十分丰富的经验。

现代名医祝味菊先生，在郑钦安及其传人卢铸之的影响下，对重阳学说推崇备至，力主"阳为生之本"之理念，极为重视阳气在人体生理、病理、治疗及预后中的作用，认为人体免疫力、抵抗力和修复能力等皆与阳气密切相关，称："抗力之消长，阳气实主持之。阳气者，抗力之枢纽也。""克奏平乱祛邪之功者，阳气之力也。夫邪正消长之机，一以阳气盛衰为转归。"（《伤寒质难》）其提出"阳常不足，阴常有余"之划时代论断，因而临证常用广用温法，擅用附子，并发前人所未发，大胆创新，创立了温散、温潜、温滋、温清、温化和温润等温阳方法，素有"祝附子"之称。

著名医学家和医学教育家吴佩衡，大力倡导经方学理，十分尊崇仲景温扶阳气之治疗大法，善用附子和四逆辈，而且在剂量及应用范围等方面均有所突破，对阳虚阴寒证的治疗研究造诣颇深，形成别具一格的学术流派。

此外，唐步祺、范中林、卢崇汉等火神派传人，临床上皆强调温扶阳气，限于篇幅，恕不一一叙述。如今，重阳学术思想正受到前所未有的重视，扶阳理念也日益得到越来越多学者的认同与推崇，并展现出勃勃生机和广阔的前景。

综上所述，《内经》之重阳思想渊源于《易经》，认为阳气是万物之源，生命之本，是人体生命活动的动力，贯穿人的生命现象全过程，与健康息息相关，对后世影响极大，而且十分深远，值得高度重视和深入研究。

运用钦安卢氏桂枝四逆两法治疗疾病的经验总结

尹春良　河南省舞阳县尹春良中西医诊所

桂枝、四逆两法是钦安卢氏医学中最为突出的两大法，它是在"阳主阴从"理论的指导下所立的大法。这两法在临床应用中确实有它独特的疗效，而且其效果之佳使人叹服，运用得法，不仅有立竿见影之功，而且还有长远的疗效。阳气宜通，桂枝法有宣导涤荡的作用，而且它还有为迎阳归舍而铺平道路的功效，可搏通中焦，为四逆法的纳下和阳气的归根起到先驱的作用；桂枝法坐镇中焦有中央土而灌四旁的作用，四逆法是纳气归根之法，有收功复命之能。下面就结合笔者近几年来的4个实际临床案例，来对桂枝、四逆两法的使用经验稍做总结。

案例1　桂枝法的运用

臧某，女，23岁。

2010年5月2日初诊：感冒20余天。经住院半月治疗效果不佳，头痛剧烈，呕吐频，动则汗出纳差，体温37.6℃，三天未进食，经医院查血无异常，脑脊液无异常，病人面色萎黄无华，精神不佳，呕吐剧烈，不能饮食，汗出气短，舌质淡，苔白水滑，脉浮滑大。

处方：桂枝25g，苍术15g，半夏30g，茯神20g，陈皮15g，石菖蒲20g，白芷15g，南山楂20g，白豆蔻15g，炙甘草6g，生姜30g。3剂，每日一剂，水煎服。

2010年5月5日二诊：体温36.4℃，头痛、呕吐大减，能食，但仍动则汗出，乏力无劲，舌质淡红，苔薄白，脉沉缓。上方去白芷，桂枝改15g，生姜改20g，加砂仁15g，淫羊藿20g。3剂，每日一剂，水煎服。

2010年5月8日三诊：服上药后头痛、呕吐、动则汗出愈，但感乏力无劲，时有头昏，大便干结，舌质红，苔薄白腻微黄，脉沉缓。处方：制附片60g（先煎2小时），人参10g，黄芪30g，白术15g，云苓15g，当归15g，砂仁15g，陈皮15g，淫羊藿20g，炙甘草6g，生姜20g。5剂，每日一剂，水煎服。

2010年6月22日患者家人有病来诊，言臧某服上药后已病愈。

此案例以低热呕吐、食不下、汗出为主症，既有表证也有里证。以明显的中焦不通为病机，初用桂枝法既守中又解表，则见效迅速。二诊去白芷，减桂枝、生姜量，加砂仁、淫羊藿是因为表已解，加砂仁纳五脏之气归肾，加淫羊藿以引阳入阴，启阴交阳。三诊病愈，但感乏力无神，用扶阳益气而收功。因病人年轻，所以恢复较快。

案例2　四逆桂枝合法

李某，女，14岁。

2010年4月27日初诊：病人以反复低热不退半年余而就诊，病人体温37.8℃，经各大医院辅助检查未发现异常，反复住院治疗效果不佳。后改用中药治疗，仍效不佳，后经人介绍来我处诊治。现病人体温37.7℃，头晕、嗜睡、咳嗽、鼻塞、咽痒、口渴口干、恶寒、面色微黄、乏力无劲、纳差打嗝，大便正常，咽部不利有黏痰，舌质红，苔白厚干，脉虚而弱。诊为太少两感，中焦不通，用麻黄附子细辛汤合桂枝法加减治疗。处方：制附片60g（先煎2小时），麻黄15g，细辛10g，半夏15g，云苓15g，陈皮15g，白豆蔻15g，石菖蒲20g，白芷10g，淫羊藿20g，炙甘草6g，生姜50g。3剂，每日一剂，水煎服。

2010年4月30日二诊：体温36.2℃，头晕、嗜睡减，咳嗽减，鼻寒减轻，时打嗝，舌质红，苔薄黄，脉沉弱，上方去白豆蔻，加砂仁15g，丁香10g。3剂，每日一剂，水煎服。

2010年5月3日三诊：体温36.2℃，上症自感大愈，打嗝愈，但感乏力无劲，少头晕，时吐白沫痰涎，纳增，舌质红，苔薄白，脉沉弱。处方：制附片60g（先煎2小时），白术15g，云苓15g，半夏15g，陈皮15g，砂仁15g，菟丝子20g，淫羊藿20g，巴乾天20g，炙甘草6g，生姜30g。5剂，每日一剂，水煎服。服上药后病愈，入校学习，家人甚为感激。

此案例为太少两感合中焦阳气郁阻的病症，用麻黄附子细辛汤合桂枝法加减使低热恢复正常，三诊用补肾填精兼顾中焦而收功，半年之顽疾，三诊而愈。

案例3　桂枝四逆法有次运用

朱某，男，65岁。

2010年10月7日初诊：自述胃病20余年，时好时坏，迁延不愈，胃镜多次查示浅表性胃炎，服用中西药数年，效果时好时坏。现感胃胀胃痛，不能食，打嗝频，大便不成形，每日一至两次，面黄而干燥，时心烦，舌质淡，苔薄白，脉弦紧。此为肝郁脾虚，脾阳郁阻，气机上逆，脾阳不振，难以运化。先用桂枝法以搏中助运，使升降恢复正常。处方：桂枝15g，苍术15g，半夏20g，茯神15g，青皮15g，砂仁10g，白豆蔻12g，石菖蒲20g，南山楂20g，五灵脂15g，木蝴蝶20g，干姜15g，炙甘草6g，生姜20g。5剂，每日一剂，水煎服。

2010年10月13日二诊：服上药效佳，胃痛、胃胀大减，呃逆较以前有所减轻，纳增，但大便溏，每日两次，舌质红，苔薄白，脉弦紧。中焦已开，然病久阳已虚，以附子理中汤加减。处方：制附片60g（先煎2小时），焦白术15g，人参10g，砂仁15g，半夏20g，炮姜35g，吴茱萸15g，丁香10g，炙甘草6g，生姜20g。5剂，每日一剂，水煎服。

2010年10月19日三诊：服上药效果很好，自感胃胀、胃痛愈，纳增，大便每日一次，成形，打嗝现象大减，但依然有此现象，神佳，有力气，舌质淡红，苔薄白，脉沉缓。上方去丁香加佛手10g，郁金18g。5剂，每日一剂，水煎服。

后又以上方加减两次治疗，病人二十余年的胃病已经康复。停药两月后病人来诊，又言腹部有下坠感，大便不利，此时病人面色红润，神佳，力增，舌质淡红，苔薄白而润，脉沉缓尺弱。肾司二便，以扶阳填精益气法治疗。处方：制附片75g（先煎2小时），干姜30g，人参10g，黄芪30g，白术15g，陈皮15g，淫羊藿20g，菟丝子20g，巴戟天20g，砂仁15g，炙甘草6g，焦麦芽20g。5剂，每日一剂，水煎服。服上药后病愈，一年来身体健康，胃病未复发。

此案例为肝郁脾虚，脾阳郁阻，气机上逆，脾阳不振难以运化，先用桂枝法以搏中助运使升降恢复正常，再以扶阳填精益气法治疗。运用上方治疗胃病甚多，效果良好，前后诊治一月余，二十多年的胃病得以康复，始终抓住扶阳不放松就能达到理想的效果。

案例4　四逆法运用

赵某，男，47岁。

2011年4月28日初诊：病人尿血、牙龈出血十余年，病重时呕血，量大，反复住院治疗，时轻时重，理化检查无异常。现今再次尿血、牙龈出血半月余，纳差，大便正常，面色萎黄无神，皮肤干燥，乏力无劲，舌质淡暗，苔白，脉浮大。处方：制附片90g（先煎2小时），干姜50g，炮姜30g，炙甘草6g，肉桂15g，砂仁15g，血余炭20g，炒侧柏15g。3剂，每日一剂，水煎服。

2011年5月2日二诊：病人来言服药后胃内发热，继之周身燥热，一剂药后，牙龈出血、尿血就有所减轻，三剂服完血完全止住了，但依然自感乏力，舌质淡红，苔白，脉沉缓。处方：制附片90g（先煎2小时），干姜50g，人参10g，白术15g，砂仁15g，陈皮15g，肉桂15g，淫羊藿20g，菟丝子20g，巴戟天20g，炙甘草6g。5剂，每日一剂，水煎服。

2011年5月8日三诊：言服药后未出血，纳增，神增，乏力无劲减轻，舌质淡，苔薄白，脉沉缓，上方加焦麦芽30g。5剂，每日一剂，水煎服。

2011年9月28日家人来言服上药后未再出血，体重增加4kg，面色红润，有神，有力气，可参加劳动。

此案例为真阳亏虚导致脾不统血，故用大剂量姜附以愈病，取钦安卢氏四逆汤之意效宏力专，后以附子理中汤合补肾填精而收功。

综上，阳气宜通，机体的病机是阳气的虚损、郁结而导致的，桂枝、四逆法真正彰显了这个机理。在临证的应用中，若把中焦比作轴，四维比作盘，那么桂枝法就有轴转盘行，盘转轴灵的效果。桂枝法加减运用可以解决内外妇儿各科的问题。运用四逆法以补坎中一阳，用此以立极、以收功，使人体达到长远的健康。

益气温阳，活血利水法治疗慢性充血性心力衰竭的体会

胡晓灵　刘　涛　新疆维吾尔自治区中医医院

扶阳论坛④（第二版）

附录　论坛征文精选

慢性充血性心力衰竭是各种严重器质性心脏病的终末期表现，中老年人为多发人群，病程较长，症候复杂，治疗颇为棘手。根据临床表现，涉及中医学"心水""心悸""胸痹""水肿""喘证""痰饮""心气脱症""瘀血"等范畴，而颜德馨老中医认为是心水证。

心水一证，虽首见于《金匮要略·水气病脉证并治》，但在此之先，《内经》对心水证部分症状有散在的描述，如《素问·逆调论》谓："夫不得卧，卧则喘者，是水气病也"；《素问·气交变大论》谓："岁水太过，寒气流行，邪害心火……甚则腹大胫肿、喘咳。"《金匮要略》将水肿分为五脏病变，指出"心水者，其身重且少气，不得卧，烦而躁，其人阴肿"，并在《痰饮咳嗽病脉证并治》中作了进一步发挥，如"水停心下，甚者则悸，微则短气"，"水在心，心下坚筑，短气，恶水不欲饮"。后世医家对心水证的叙述颇详，如《华佗中藏经》谓"心有水气则痹，气滞，身重不得卧，烦而躁"，《证治准绳》谓"若心气不足，肾水凌之，逆上而停心者，必折其逆气，泻其水，补其阳"；清代《医宗金鉴》则分析了心水证的病机："水附于心，则心水也，心若有水，四肢百骸，皆可灌注，故身重；气为水邪所阻，故少气，水邪逼处，神魂不安，故不得卧；神明扰乱，故躁而烦，见此知心经有水，当于心经治之也"。从而逐渐完善了中医学对心水证的理论和治疗方法的认识。

纵观中医文献，结合二十多年的临床经验，我们总结出慢性充血性心力衰竭患者病机多为阳气虚衰、血瘀水泛，在其治疗上，总以益气温阳、活血利水为主法，结合患者个体差异，进行加减治疗，临床屡取佳效。

案例1：黄某，男，70岁，2009年3月入院。

既往有2型糖尿病、糖尿病并发症、冠心病、慢性支气管炎、慢性心力衰竭病史。

症见：神志清，精神欠振，诉胸闷、气短不适，咽干，咳嗽间作，咳少量白色黏痰，不易咳出，夜间不能平卧，纳可，夜寐欠安，下肢浮肿，

二便调，舌体胖大质暗，苔白，脉沉细。

查体：心率105次/分，心律齐，二尖瓣区可闻及Ⅱ级收缩期杂音，两肺底闻及细小湿罗音。双下肢水肿（++），口唇爪甲紫绀。

辅助检查：心脏彩超示：冠脉搭桥术后，二尖瓣成形术后，节段性室壁运动异常，左心增大（左室舒张末期前后径85mm），主动脉硬化，二尖瓣少－中量返流，肺动脉内径增宽，左心功能减低，EF（射血分数）：29%。

生化指标：血糖：20.3mmol/L，尿酸：620.4μmol/L。

辨证认为此病人是心阳衰微，肾失气化，水饮内停，上泛心肺。治宜益气温阳，活血利水。处方：附子10g（先煎），红参10g，生甘草9g，生黄芪20g，防己12g，丹参30g，泽兰10g，葶苈子30g，大枣40g，川芎6g，云苓30g，泽泻15g，车前草30g，干姜9g，肉桂6g，桃仁9g，红花9g。1剂，水煎服。

一日后患者胸闷、气短稍好转，咳嗽减轻，能高枕卧位，痰量减少，尿量增加，下肢水肿（±），舌质暗淡，苔白腻，脉沉细。考虑患者水肿已消，去活血利水之药，加大益气温阳之量，佐以重镇之品，药少而力专。处方：附子15g（先煎），红参15g，干姜20g，炙甘草20g，山萸肉30g，生龙牡各30g，磁石30g。再进一剂。

患者胸闷、气喘不适较前缓解，双足背水肿轻微，舌质暗淡，苔白微腻，脉沉细。之后调整附子剂量为30g，最后增至50g，药后患者能平卧，不喘，心不慌，精神转好，食欲增进，能下地活动。仍在原方基础上随症加减，带药出院，回家调养。

案例2：郭某，女，70岁，汉族。门诊初诊于2009年3月。

既往有风湿性心脏病、高血压、2型糖尿病病史，慢性心力衰竭，且已失去换瓣手术机会。就诊时症见：神志清，面色灰暗无华，精神欠振，胸闷、气短、气喘，夜间不能平躺，稍活动上述症状加重，干咳少痰，周身乏力，纳寐欠佳，双下肢膝以下明显水肿，小便量少，大便干，舌质暗红，苔薄腻，脉沉细。查体：颈静脉怒张，双肺呼吸音粗，可闻及哮鸣音，心率85次/分，律不齐，呈房颤心率，二尖瓣区可闻及Ⅱ级收缩期吹风样杂音及Ⅱ级舒张期隆隆样杂音，双下肢膝以下水肿Ⅲ度。

辨证认为属阳气衰微，气化无权，水瘀内停，上泛心肺。治以益气温阳，活血利水。

处方：红参 10g（另煎），熟附片 10g（先煎），生黄芪 15g，丹参 15g，葶苈子 30g，大枣 40g，泽泻 10g，车前草 13g，茯苓 12g，红景天 20g，干姜 9g，桃仁 15g，鸡内金 10g，炒枳壳 6g。7 剂，水煎服，日 1 剂，3～4 次分服。

二诊，患者精神可，胸闷、气喘较前减轻，双下肢水肿有所消退，纳可、寐安，小便量增加，大便略干，舌质暗红，苔薄腻，脉小弦。上方基础上调整附子为 20g，加冬瓜皮 30g，7 剂，水煎服，日 1 剂。7 剂后，胸闷、气短、气喘症状大减，大便正常，继以上方为基础加减服用至今，无明显发作。

按语： 该两案均因心病日久，心阳衰微，则不能鼓动营血，造成瘀血内停，血流不畅；"心本于肾"，心阳不足，久之则肾阳亦危，水液不能蒸化，聚而为水，上逆射肺，见气逆喘促咳痰，水湿外溢肌肤，可见肢肿面浮。正如《诸病源候论》谓"心主血脉，而心气通融脏腑，遍循经络，心统领诸脏，其劳伤不足，则令惊悸恍惚，见心气虚也"，表明"心气虚"是心衰的基本病理变化。《续医随笔》指出"气虚不足以推血，则血必有瘀"，"血不利则为水"。《血证论》所说"血积既久，其水乃成"，"瘀血化水，亦发水肿，是血病而兼也"。水湿不能布散则凝聚成痰，从而形成瘀血、水湿、痰浊等病理产物，形成病位在心，关联五脏的本虚标实。本病以五脏同病，虚实夹杂，以心阳虚为本，水饮及血瘀为标的本虚标实证，治疗当以益气温阳为主，以助蒸腾化气，化瘀利水为辅，逐邪外出，标本兼治，以治心为主，兼顾他脏。

治疗则重用附子，振奋心肾之阳，如《本草汇言》："附子，回阳气，散寒湿，逐冷痰，通关节之猛药也。诸病真阳不足，虚火上升，咽喉不利，饮食不入，服寒药愈甚者，附子乃命门主药，能入其窟穴而招之，引火归元，则浮游之火自熄矣。凡属阳虚阴极之候，肺肾无热证者，服之有起死之殊功。"红参可大补元气，内安五脏均为主药。《景岳全书》曰"人参之性，多主于气，而凡脏腑之有气虚者，皆能补之。"《本草述钩元》："此味由元气以补五脏，由五脏以益形躯，正经所谓，形与气俱，使神内藏者也。形不离气，神不去形，甄权谓参能守神，职是故耳。"臣以肉桂补阳助火，引火归元，活血通经，《重订石室秘录》曰"以补命门之火，则肾气既温，相火有权，则心气下行，君火相得，自然上下同心，君臣合德矣"。生黄芪甘温纯阳，先贤张锡纯曰"能补气，兼能升气，善治胸中大气下陷"，与人参相配，更增补气之功。干姜味辛，性热，温中以回脾胃之阳，附子暖下以复肝肾之阳，干姜合以附子同投，则能回阳立效，故书有附子无姜不热之句。《本草正义》曰葶苈子"苦降辛散，而性寒凉，故能破滞开结，定逆止喘，利水消肿"。泽泻、车前草、防己、黄芪等皆能利水消肿；茯苓健脾利水渗湿；泽兰、川芎、丹参、桃仁、红花等养血活血，利水化瘀，共为佐药。鸡内金、甘草、大枣和中，调和诸药，共为使药。其方攻补兼施，标本兼治，使阳气得鼓，瘀血水湿得除，方证合拍，故疗效满意。

扶阳论坛④（第二版）

附录　论坛征文精选

温热方药治疗脑中风举隅

高允旺　山西省临汾永旺脑病医院

脑中风是急、难症，具有"三高一低"的特点，即发病率高、病死率高、致残率高、治愈率低。国内外对脑中风都在寻求新的治疗方法，笔者经反复临床验证，发现用温热疗法治疗脑中风疗效颇佳，现总结如下。

脑出血昏迷

脑出血性中风病情严重，预后较差，约占中风患者的 20% ～ 30%，病死率常高达 35% ～ 52%。由于其发病迅猛，因而很容易出现昏迷、失语、头痛等高危表现。为了应急，医者常常套用益气、化痰、活血、开窍等常法，不敢擅用温热之药。笔者在临证之际，根据续命汤之方旨，大胆遣用大温大热之品，非但无损，反多受益。

如患者某，男，35 岁。平素血压 140 ～ 160/90 ～ 110mmHg，并有头痛、恶心症状。1999 年 1 月 28 日因受惊而致突然神志不清，右侧半身不遂，因天气寒冷，身体健侧寒战，发病 4 ～ 5 小时后才送某院，入院检查血压 140/100mmHg，右瞳孔散大，意识不清，呼之不应，牙关紧闭，膝肘僵硬，四肢痉挛，角弓反张，全身寒战。CT 示：脑基底节区出血约 20mL，诊为脑破裂伤伴重度昏迷。经专家会诊，予止血、脱水、抗炎、降颅压。每天输液约 2500mL，吸氧，鼻饲，导尿。经治 8 天，昏迷加重，咳嗽气促，通知家属，病危出院。于 2 月 9 日急诊转入本院，患者昏迷不醒，舌謇肢瘫，神昏失语，四肢痉挛，角弓反张，皮肤弹性差，骨瘦如柴。入院诊断：脑中风，属中脏腑闭证。追述病史，平素血压偏高，后因抢救输入大量液体，阴长阳消，阴寒收引，肺失宣化，脑窍郁闭，急用小续命汤加减：

麻黄 10g，防己 10g，人参 10g，黄芩 10g，制附子 60g（先煎），肉桂 15g，白芍 15g，川芎 20g，杏仁 10g，甘草 10g，防风 20g。

用法有三：①药氧吸入（即将药液放入蒸馏瓶）；②药液热敷前后胸腹；③鼻饲或灌肠，每日 6 次，1 次 60mL，4 小时左右治疗 1 次。

连用 3 日后，双眼睁开，患体肢软，抽搐停止，排出尿液，全身汗出。

3月1日复查头部核磁共振，诊断与1月28日CT片对比发现，出血面积缩小，脑破裂伤密度减低。仍用药氧吸入、鼻饲小续命汤治疗。120天后痊愈出院，1年后随访，和常人一样可以开车。

此案使笔者认识到孙思邈把"古今大小续命汤"收入到《千金方》之中，对治疗中风昏迷欲死者的疗效推崇备至，或曰"大良"，或曰"甚良"，或曰"必佳"，或曰"诸风服之皆验"，评价如此之高，绝非偶然。笔者真正体会到小续命汤确实是治疗脑出血的金方，方中强调"录验"二字，说明古人用此方即应验，所谓"续命"乃是在生命即将离断情况下可以延续而生之意，颇寓深意。

脑梗死偏瘫

脑梗死是临床常见的缺血性脑血管疾病，属于中医"中风""偏枯"等病的范畴。长期以来，中医对本病常以气虚血瘀立论，虽然取得了一定的效果，但对部分顽固性疾病却难以尽见其功。笔者认为，温阳法治本病功效非凡，只要运用准确，均可收到满意的疗效。

如患者某，男，53岁。2003年8月3日因劳累太过于晚上突然感觉到右臂麻木，次日凌晨右侧肢体活动不利，不能穿衣，言语不清，口眼㖞斜，急送某院神经内科治疗。入院后检查提示血压高、大脑内动脉血流减慢，颞动脉不显影，CT示左侧基底节区脑梗死，诊断为高血压病、脑梗死。经过使用扩管、扩大血流量、抗凝溶栓药物连续治疗1个月后，患肢功能无明显改善，而转求中医治疗。遣以补阳还五汤，最多时黄芪重用100g，又经过针灸等疗法，下肢运动较前有恢复，但上肢仍不能动，语言不清楚，而后转入我院治疗。来诊时患者体虚消瘦、面黄无华，言语不利、疲乏无力，右侧半身不遂，手不能握，足腕活动欠佳，舌淡有瘀斑、苔薄，脉迟沉细虚涩。

根据脉证分析，辨为寒气阻络，气虚血瘀。采用温经通阳、益气活血、通经活络之法。在补阳还五汤的基础上加参附干姜汤，加用人参30g，附子60g（另包，先煎），干姜10g。并用本院所研制的瘫痪康复丹配合治疗。1个月后语言清晰，下肢活动自如，能自己穿衣服、进食。

清代名医王清任提出气虚血瘀是发生偏瘫的主要病机，主张采用益气活血法治疗偏瘫，颇具良效。然本例患者应用此法，疗效却不尽理想。笔者认为水无热不沸，冰无热不化，血无热不行，瘀无热不散，只有适时伍

扶阳论坛 ❹（第二版）

附录　论坛征文精选

入温热之剂，才能使血管中的血液运动有序，因此说治疗脑梗死一病，适时采用大量附子和人参，是解决脑梗死后遗症的可行之策。

蛛网膜下腔出血

蛛网膜下腔出血亦属脑中风的急危重症之一，以剧烈头痛为主要表现。对于本病的治疗，中医特别强调镇肝息风、化痰降逆，应当是有其内在道理的。然而，笔者认为，对本病的治疗，仍然应当重视温热类药物的合理使用，不可畏于"出血"而不敢遣用热性药物，以防"因噎废食"。

如患者，女，42 岁。2005 年 8 月 12 日突感剧烈头痛、头昏、恶心、呕吐，在乡医院急用甘露醇脱水治疗，后因患者对甘露醇过敏，皮肤出现出血点，口眼㖞斜，周身发痒，头痛、呕吐加重，急诊来院治疗，做头颅 CT 诊断为蛛网膜下腔出血。入院后患者头痛如裂，呕吐频繁，气促咳痰，精神恍惚，视物不清，六脉弦滑。辨证肝胃不和，肺失肃降，气机紊乱，气血失调，气蒙神明，治宜镇肝息风，调理肝脾，降逆和胃。方用铁落、龙骨、牡蛎、半夏、柴胡、当归、代赭石、防风等药。服 3 剂后，全身皮疹消失，神志稍清，但呕吐、头痛不见好转，于是采用仲景吴茱萸汤。药后头痛、呕吐稍有缓解，但又出现下肢浮肿，夜眠不安，左侧肢体麻木、软弱无力，脉沉涩无力。改用补阳还五汤合吴茱萸汤以治之：吴茱萸、干姜、铁落、龙骨、牡蛎、牛膝、代赭石、赤芍、红花、桃仁、丹参、地龙、地榆、生地黄、珍珠母。连服 10 剂后主症缓解。在服用期间曾用安宫牛黄丸等药，并配合西医对症治疗。诸症趋于平稳，逐渐康复。

本医案属于蛛网膜下腔出血，开始采用甘露醇降低颅压，但因药物反应而停用，颅压再次升高，头痛加重。病人垂危之际，按照止血、降颅压、利水、抗过敏处理是符合西医理论的，但因过敏而使病情加重，只能采用中药紧急处理，以温热之剂而收功。通过这一案例治疗，笔者深感六经辨证之法高深莫测，任何疾病都离不开六经与脏腑、八纲。笔者自己先学西医，后又经过长时间的中医实践，深深体会到西医和中医的互相不可代替性，中医确实有独到之处。如果运用得当，可以收到意想不到的治疗效果。

脑血栓所致颤抖

因脑血栓而引起肢体偏瘫的患者，有时却出现手足及头部不自主颤抖的情况，一般医者均采用镇肝息风法治疗，但效果往往并不理想。笔者在临证之际，根据患者具体情况而合理采用桂、附、干姜等大辛大热之药治疗，而收到意想不到的效果，细细体味，颇有内在道理。

如患者，男，49 岁，1996 年 3 月专程前来求医。因脑血栓形成而见左侧肢体瘫痪，活动不灵活，上肢肌力 3 级，下肢肌力 3～4 级。有时头部左右摇摆不定，说话时上下牙齿叩击有声，偏瘫侧站立时震颤不稳，手抓东西时振动欲坠。曾用中西药治疗一年余，不见好转。刻下见患者精神欠佳，面色无华，手足震颤，强力控制亦不能停止，情绪波动、精神紧张时更为严重，手足并抖。舌淡，苔薄白，脉细虚。根据个人经验，给予自拟镇抖汤以温经通络，滋补气血。方药组成为：附子 15g，干姜 12g，桂枝 10g，党参 10g，白芍 10g，当归 10g。水煎服。连服 6 剂后，再次来诊，头摇、手足发抖明显减轻。继服上方化裁 10 剂，复诊时发现偏瘫的肢体活动有好转，令其站立行走时，足能着地而不发抖，手抓实物时也不再颤抖。一般而言，抖动属阳气虚弱，气血不足，筋脉失其温养，而致手、足、头抖动不止。为什么偏瘫之后抖动难以治愈？笔者认为，偏瘫的原因一般是由高血压引起，而大多数医家不敢遣用阳热之品，生怕引起血压再次升高。附子乃大温大热之药，究竟能不能用，理应遵循"有故无损，亦无殒也"的古训，只要有此症便可用此药。仲景在《伤寒论》中所指出的"身颤动，振振欲擗地，真武汤主之"，也应属于此类情况，并不忌用温热之品。本例脑血栓患者，证属阳气不足、筋脉失温，采取温补阳气、养筋脉、振阳气、补精血之法，药证合拍，故收效颇佳。

总之，对于脑出血、脑血栓及脑梗死等中风病，按照中医基本理论固守常法虽然有相应的辨治，但对部分顽固性患者，笔者认为应摆脱传统思想定势的约束，根据具体情况大胆遣用温热之品进行治疗，不可因为"出血"之故而畏用辛热之剂，使疗效难以彰显。

扶阳在帕金森病治疗中的运用

刘雪梅　北京市天坛普华医院中医科

　　帕金森病（Parkinson's disease）是神经系统退行性疾病，常见于老年人，临床上以锥体外系运动障碍为特征，主要表现为静止性震颤、运动迟缓、肌僵直和姿势平衡障碍，随着病情的更进一步发展，语言、面部表情、吞咽、思维活动等都可出现障碍。帕金森病是老年人中第四位最常见的神经变性疾病，其主要病理特征是患者脑黑质、蓝斑及迷走神经背核等处色素细胞退行变性，多巴胺递质生成障碍，多巴胺能与胆碱能系统平衡失调。笔者在中医药、针灸治疗复杂的神经内外科疾病的临床实践中，对帕金森病的治疗积累了丰富经验，尤其发现扶阳的方法对该病的治疗很有效。

　　中医对帕金森病的病因病机的基本认识来源于《内经》。《内经》指出"诸暴强直，皆属于风""诸风掉眩，皆属于肝"，认为病因为风，病位在肝。《灵枢·邪客》指出："邪气恶血，固不得住留，住留则伤经络，骨节机关，不得屈伸，故病挛矣"，认为其发病与风、恶血等邪气内留有关。元代提出了"颤振"之名，并说颤振"乃木火上盛，肾阴不充，下虚上实，实为痰火，虚则肾虚"，认为本病病机为上实下虚。现代医家认为，本病的病机为本虚标实，本虚为气血亏虚，肝肾不足，标实为内风、瘀血、痰火，认为肝风之起，乃由肝肾亏虚所致，在肝肾亏虚的基础上，痰瘀内生，阻滞脑络，更加剧了内风暗动，表现为帕金森病的症状。笔者在推崇《内经》的论点基础上，认为阳气虚衰，邪气恶血驻留应该是帕金森病发病的最关键点。好多患者发病前都有生活习惯问题、情感刺激、工作学习紧张、环境污染等多种因素，导致阴精亏耗，日久阴损及阳，导致阳气亏损，无力抗邪排毒，因此邪气恶血驻留体内而发病，故而治疗上扶阳、祛瘀、祛邪是基本原则。而当前医家一般在讨论帕金森病辨证时，有痰热动风、气滞血瘀、气血两虚和肝肾不足等型。笔者基于《灵枢》对该病有不同的思考，在临床实践中每每获得好的疗效。这个扶阳、祛瘀、祛邪原则尤其适合许多帕金森的患者，他们具有肌僵直、语言和动作迟缓、面具脸、吞咽障碍、下肢水肿、四肢功能障碍、抑郁、身体多方面功能逐渐衰退等临床表现。

笔者所说扶阳包括温阳和益气，一些病人以温阳为主，一些病人以益气为主，少部分病人也用阴中求阳的方式；祛瘀主要是活血化瘀和除湿祛痰通络；祛邪包括散寒、祛风、祛湿、散风热、散郁热（火）、祛毒邪等。

具体的治疗方法包含中药和针灸两部分。

1. 中药治疗

基于上述扶阳、祛瘀、祛邪论点，笔者制定了一个基本的帕金森病中医处方，取名为帕金森中药方：桂枝、补骨脂、茯苓、天麻、鳖甲、当归、白芍、川芎、郁金、全瓜蒌、人参。水煎服，日1剂，4周为1个疗程。

加减：身体僵直严重、四肢逆冷、脉沉紧或迟的加附子，下肢水肿明显、舌体胖大有齿印的减白芍、川芎，加生黄芪、防己、炒白术、泽泻、薏苡仁、陈皮，以增强渗湿利水功效；痰多、吞咽不利、舌苔白厚腻的加陈皮、半夏、干姜；语言功能障碍的加石菖蒲、益智仁；精神抑郁的加枳壳、柴胡、香附；震颤严重、脉较浮大或细数的减少桂枝、补骨脂用量，加生牡蛎、生龙骨、天麻、熟地黄，以息风潜阳固髓；焦虑、失眠的去人参，加合欢皮、炙远志、茯神；兼有阴虚表现的加熟地黄、山茱萸、知母、生牡蛎、鸡血藤；有郁热的加丹皮、栀子、决明子；有口苦、咽干、目眩、胁肋胀痛、脉弦等少阳失和表现的加小柴胡汤；便秘、排毒不畅的加生大黄，体弱便秘者加火麻仁；如属于阳虚推动无力，加肉苁蓉；尿频尿失禁、小便清长的加巴戟天、益智仁、附子；血瘀严重表现为肌肤甲错、舌淡紫或有瘀斑、脉涩的加桃仁、红花、血竭；残留有风邪的加防风、僵蚕；有风寒的加紫苏或麻黄；有风热的加菊花、葛根。

一般来讲，早期的患者以静止性震颤或动作迟缓为主要表现，情绪上常伴有焦虑和抑郁，此时治疗的法则以祛邪祛瘀通络为主，配合扶阳。中期后期患者都有不同程度的肢体功能障碍、语言不利、多痰、二便不利、呼吸不畅、伴发肺部及泌尿系感染、多脏器功能衰退等，中期的帕金森病治疗应该扶阳和祛瘀祛邪通络并重。后期的治疗应该以扶阳为主，配合使用祛痰祛瘀的治法。

2. 针灸治疗

与中药治疗一样，帕金森病的针灸治疗也是非常有效的，而且中药和针灸如果能同时并进的话，效果会更加神奇。按照笔者的扶阳、祛瘀、祛邪原则，也制定了一个针灸治疗的主方，取名"帕金森针灸方"。正面：少海、百会、四神聪、足三里、太溪、气海、关元、三阴交；背面：风池、心俞、厥阴俞、肝俞、肾俞、脾俞、大肠俞、太溪、内关。一般一周针灸3～5次，如果患者的情况许可，前后交替治疗效果更好。可配合使用头皮针（运动区、舞蹈震颤区、语言区等根据病情）以增进疗效，也可以配合温针阳陵泉、足三里等穴，甚至艾灸神阙、气海、关元、命门、肾俞等扶阳的疗法，都可以获得更好的疗效。4周为1个疗程。

穴位随症加减：肌僵直严重、四肢逆冷、脉沉紧或迟的必须用灸、温针以增强温阳作用，穴位加神门、太渊、悬钟；下肢水肿明显、舌体胖大有齿印的用灸、温针，加阴陵泉、水分、三焦俞、关元俞以增强渗湿利水功效；痰多、咳嗽或伴有吞咽不利、舌苔白厚腻的加丰隆、阴陵泉、尺泽、上脘；语言功能障碍的加头皮针语言区、廉泉、神门、商丘；精神抑郁的可用灸或温针，加合谷、太冲、阳陵泉、神庭、本神、膻中；震颤严重、脉较浮大或细数的去百会，加阳陵泉、太冲、风府、悬钟、风门、大杼、列缺以息风潜阳固髓，头皮针使用舞蹈震颤区和运动区；焦虑、失眠的加印堂、耳神门、膻中、筑宾；有阴虚表现的加志室、膈俞、照海、列缺、太冲；有郁热的加阳陵泉、太冲、外关、配合刺络放血；有口苦、咽干、目眩、胁肋胀痛、脉弦等少阳失和表现的加悬钟、阳陵泉、外关；便秘、排毒不畅的加天枢、支沟、照海、上巨虚；尿频尿失禁、小便清长或小便潴留的加灸、温针，穴位加次髎、膀胱俞、水道、大钟；血瘀严重表现为肌肤甲错、舌淡紫或有瘀斑、脉涩的加膻中、血海、膈俞、膏肓俞血罐；残留有风邪的加大椎、风府；风寒的加列缺、合谷、风门；风热的加曲池、外关。这几种情况都可以每周使用一次罐疗或刮痧以增强祛邪作用。

典型案例：

患者某男，来自国外，54岁，患有帕金森病5年，肌僵直，患者感觉关节僵硬及肌肉发紧，伴右侧上肢少许震颤，震颤会随情绪变化而加剧，自觉乏力，动作语言迟缓，行走时呈现"慌张步态"，转身困难，一次连续行走的距离也只能10米左右，不能书写，手足发凉，面具脸，面色较黯，抑郁伴焦虑，睡眠不好，夜尿频，排尿不畅，便秘，腹胀，嗅觉丧失，时常咳嗽，有白色较稠痰，舌淡，边有瘀斑，苔白腻，脉沉紧，肾脉细弱。

西医诊断：帕金森病（混合型）。

中医诊断：阳虚、血瘀、痰凝、经络不通。

治疗：温阳、活血、化痰、通络。

治法：中药：桂枝、茯苓、天麻、鳖甲、当归、白芍、川芎、郁金、全瓜蒌、人参、补骨脂、附子、陈皮、干姜、炙甘草、合欢皮、炙远志，水煎服，日1剂。针灸：少海、百会、四神聪、足三里、太溪、气海、关元、三阴交、神庭、太冲、迎香、头针语言运动区、风池、心俞、厥阴俞、肝俞、肾俞、脾俞、大肠俞、太溪、内关、悬钟、阴陵泉，每周5次。中药和针灸4周为1个疗程。

笔者观察患者治疗后，许多症状都得到很大改善，比如第一次针灸后就感觉嗅觉开始恢复，情绪好转，精神好转，睡眠有改善；第3天后就感觉肌僵直有改善；2周后，震颤减少，行走的掌控能力增强，自信心明显增强，腹胀便秘有改善，自觉呼吸顺畅咳痰减少；治疗到第4周，四肢回暖，排尿排便都有改善，腹胀消失，震颤基本消失，可以开始写字，慌张步态已经不明显，连续行走的距离增长到200米，语速加快，吐词更加清晰，咳痰的症状基本消失。

综上，从扶阳角度出发，以中药加针灸的方式治疗帕金森病具有良好的效果，笔者三年中共治疗了30例患者，有效率在80%以上。帕金森病的表现是比较复杂的，因此处方也是复杂的，这里中药扶阳主要用桂枝、补骨脂，酌情使用附子和干姜。针灸则注重使用艾灸、温针来达到扶阳的目的。一旦阳气运行的状态改善，邪气、恶血等都没有办法驻留，病人也就逐渐好转了。

扶阳法在顽固性痤疮中的应用

彭仲杰　成都军区昆明总医院附属中医院

　　痤疮是一种与性腺内分泌功能失调有关的毛囊、皮脂腺的慢性炎症性皮肤病，发病率高。多发于头面部，颈部、前胸、后背等皮脂腺丰富的部位，可表现为粉刺、丘疹、脓疱、结节、囊肿及瘢痕等皮损。严重的痤疮常常遗留有不同程度的凹陷或增生性瘢痕。因此，患痤疮后，会严重影响人的美貌，有时还会对患者的情绪和行为方式有一定的影响。对痤疮的研究已成为皮肤学界、美容界关注的热点问题之一。

一、痤疮的中医文献记载

　　中医对痤疮的认识历史悠久，纵观历代文献不难发现，历代医家积累了丰富的经验。《素问·生气通天论》云："汗出见湿，乃生痤……劳汗当风，寒薄为皶，郁乃痤。"《诸病源候论·嗣面候》云："嗣面者，云面皮上有滓，如米粒者也，此由肤腠受于风邪，搏于津液，津液之气因虚作之也。"《外科正宗·肺风粉刺酒齄鼻第八十一》曰："粉刺属肺，齄鼻属脾，总皆血热郁滞不能散。所谓有诸内，形诸外，宜真君妙贴散加白附子敷之，内服枇杷叶丸、黄芩清肺饮。"《外科大成·肺风酒刺》亦云："肺风由肺经血热郁滞不行而生酒刺也。"《医宗金鉴·外科心法要诀》记载："此证由肺经血热而成。每发于鼻，起碎疙瘩，形如黍屑，色赤肿痛，破出白粉汁，日久皆成白屑，形如黍米白屑。宜内服枇杷清肺饮，外敷颠倒散，缓缓自收功也。"《外科启玄》记载："肺气不清，受风而成，或冷水洗面，热血凝结而成。"《医宗金鉴·痈疽总论歌》指出："痈疽原是火毒生。"《万病回春》指出："面生疮者，上焦火也。"《洞天奥旨·粉花疮》指出："此疮妇女居多，盖纹面感冒寒风，以致血热不活，遂生粉刺，湿热两停也。"张景岳认为："乃疮疡之患，所因虽多……至其为病，则无非气血壅滞，营卫稽留所致。"

二、病因病机

关于痤疮的病因病机，传统大都认为病者素体阳盛，加之嗜食辛热之物，致肺胃蕴热，火热上炎，郁滞于血脉，蕴于面部皮肤，腐蚀局部肌表，则使皮肤色赤肿痛，或形成脓瘀疮疡。过食辛辣肥滞甜腻之品，生湿生热，湿热蕴结阳明，阳明经循于面部，腐蚀局部肌表，则使皮肤色赤肿痛，或形成脓瘀疮疡。情志不遂，肝失疏泄，气机不畅，导致气滞血瘀，郁结于肌表，或因邪去瘀留，形成痤疮。痤疮的辨证分型不外有肺经风热、湿热蕴结、痰湿凝结、血瘀几种，这是由于痤疮的病因病机是素体阳热偏重，加之青春期生机旺盛，营血日渐偏热，血热外壅，气血郁滞，蕴结肌肤而成；或因过食辛辣肥甘之品，肺胃积热，循经上炎，壅于胸面而致。但笔者发现在临床中按上述方法治疗痤疮，效果常不明显。特别是难治性痤疮及痤疮瘢痕、结节形成者。近年来在学习《内经》、"火神派"等经典理论后，笔者理解到痤疮之病机亦尚有卫阳郁遏，阳虚寒凝。因而在辨证论治基础上结合扶阳法治疗痤疮，得获良效。

三、痤疮治疗应用扶阳法原因

1. 饮食不节

现代是一个嗜食生冷的时代，由于社会文化融合现象盛行，冷饮流行，就是冬季在大小餐馆都可见到冷饮。另外，近来蜀湘风味流行，世人不知过食辛辣亦能耗散阳气，尤其到了冬季，人家惯用辛温之品"暖身"，殊不知此时与《内经》"秋冬养阴"之规律相悖，阳气就这样被损伤和耗散掉。

2. 滥用苦寒

自温病学派兴起，寒凉药物的应用已经深入人心，"喝凉茶降火"等已成为大众生活习惯之一，加之痤疮既往治疗总以肺经风热、湿热蕴结、痰湿凝结为因，治疗之中过用苦寒，伐伤阳气，致使阳虚寒凝。尤其是近来抗生素的滥用，是造成我国人体质下降的重要原因之一。阳气是生命的根本，苦寒的东西最易伐伤阳气。陈修园曾经说过："宁事温补，勿用寒凉。"这句话是耐人寻味的。阳气的特性是生发，总是去损伤它，逐渐就动摇了根本。

3. 生活起居失常

古时候人日出而作，日落而息。当今是一个生活节奏较快的社会，工作繁忙，生活压力大，夜生活丰富。"阳气者，烦劳则张"，尤其是晚上阳气应该内收，回归本位。阳气不能归位，就会慢慢地耗散。很多年轻人的身体就是这样被损害的。当下临床举目望去，阳热实证的患者其少，多是阴火上乘的虚热证，不得不辨。

四、典型病例

马某某，女性，33岁，面部痤疮反复6年余，渐渐形成脓瘢、结节、囊肿，满布面部皮肤，患者极度焦虑、抑郁，在外院反复按风热、湿热等证，予清肺泻热、凉血、清热利湿、疏肝理气等法治疗，初始尚有效果，但停药复发，渐渐形成脓瘢、结节、囊肿。经人介绍来诊。

一诊见披发覆面，口罩遮掩，表情痛苦，面部可见脓瘢、结节、囊肿，最大约3cm×2cm，密布额、面颊、口唇周围，面部皮肤色素沉着，无明显畏寒，月经量少，色黑，有块，喜热饮，舌质淡，边有齿痕，苔白，脉沉细。根据患者既往治疗及舌脉，诊为阳虚寒凝，予附片150g（先煎），桂枝15g，党参15g，白术15g，干姜15g，仙茅15g，仙灵脾15g，黄芪60g，皂刺15g，细辛15g，防风15g，白芷15g，艾叶15g，黄精30g，当归15g，炙甘草15g，香附15g，郁金15g。7剂，机器煎14天量，真空包装，每次200mL，每天3次。

二诊见脓瘢、囊肿有破溃、缩小，患者信心恢复，仍舌质淡，边有齿痕，苔白，脉沉，效不更方，调整附片为300g，7剂继进，前后服药一年余，附片加量至500g，面部脓瘢、囊肿基本消失，结节缩小，皮肤色素沉着消失。

本病患者痤疮反复发作6年，据症推测，初期必非一派火热之像，但医不自查，拘泥于传统认知，反复给予苦寒泻热之品，伐伤阳气，致使阳虚寒凝，变证丛生，病情加重。后来笔者根据四诊所得，大胆使用扶阳法，大剂附片如皓日当空，加以防风、白芷、细辛宣达卫郁，黄芪、皂刺补气托毒，主药合用方可奏效。

五、痤疮预防及护理

临床中尽管各类痤疮病因不同，症状、治则、方药各异，然而防治都需从以下几点做起：首先是心理护理，这是防治痤疮不可缺少的一个重要环节。由于痤疮皮疹多发生于颜面部，严重影响美观，给患者带来极大的心里压力，因此必须克服焦躁、抑郁心理，保持乐观心态，积极配合治疗，争取早日康复。其次是局部皮肤护理，要勤洗面部，严禁用手挤压。再次是饮食调理也很重要，多食蔬菜水果，保持大便通畅，忌食辛辣、油腻、甜食及其发物。最后是生活作息要有规律，尽可能保证充足睡眠，少熬夜。综上所述，痤疮病因病机多而复杂，临证时不能拘于一端，虽然此病以热者多见，但不可一味清热。

中医历来重视以病机为中心诊治疾病，临证中应拓展思路，遵循"谨守病机，各司其属"的原则进行灵活辨证，采取"热者寒之、寒者热之、虚者补之、实者泻之"的原则，对症选方下药，方能取得显著疗效。随着人们生活水平的提高，人们对损美性皮肤病也更加重视。深入研究本病发生和发展的规律，全面完整规范地总结痤疮的治疗有重要的临床指导意义。

温潜法运用知要

余大鹏　湖北省中医院

　　温潜法，是指以附子为代表的温阳药与潜镇药同用的一种治疗方法，常将温阳的附子、桂枝与潜镇的龙骨、牡蛎、龟板、鳖甲、磁石等药组方，潜阳而制虚亢，具有引火归元、导龙入海的作用，用以治疗阳浮于上、阳浮于外、阳陷于下之病症。

一、温潜法源流

　　1.《内经》云："阳气者，烦劳则张。"为虚阳浮越的病理基础。又云："阴阳之要，阳密乃固。"肾阳为人体阳气之本，职司固秘，以潜降为顺，浮越则病矣。阳气失去了潜守性就意味着阴阳失调，"阳强不能密，阴气乃绝"，为温潜法作为一个治疗大法奠定了理论基础。

　　2.温潜法的临床运用可上溯至仲景。"火逆下之，因烧针烦躁者，桂枝甘草龙骨牡蛎汤主之。""伤寒脉浮，医者以火迫劫之，亡阳，必惊狂，卧起不安者，桂枝去芍药加蜀漆牡蛎龙骨救逆汤主之。"《金匮要略·血痹虚劳病脉证并治》中的桂枝加龙骨牡蛎汤运用等。

　　3.张景岳："阳虚之火有三，曰上、中、下者是也。一曰阳戴于上，而见于头面咽喉之间者，此其上虽热而下则寒，所谓无根之火也；二曰阳浮于外，而发于皮肤肌肉之间者，此其外虽热而内则寒，所谓格阳之火也；三曰阳陷于下，而见便溺二阴之间者，此其下虽热而中则寒，所谓失位之火也。"虚阳外越，一源三岐：源为肾阳不足，三岐为在上、在外、在下。

　　4.郑钦安将虚寒和实寒均归纳为"阳虚"，而阴虚所致的虚热和外邪所致的实热均归为"阴虚"，各有其诊断指标。对符合"阳虚"指征的离位妄动之雷龙火，认为用药必须扶阳抑阴，桂附类药能补坎离中之阳，火旺而阴自消。对治疗阳虚之阴火妄动，宜纳气归肾、温水潜阳，特制潜阳丹（附子8钱、龟板2钱、砂仁1两、甘草5钱）和封髓丹（黄柏1两、砂仁7钱、炙甘草3钱）等方治之。郑钦安先生在《医理真传》中也对黄柏和砂仁在封髓丹一方中的药性作出了另外的解释，黄柏和砂仁是火神派除了桂附姜外运用最精妙的两味药了。

5. 温潜法名称为徐小圃所提出。徐小圃从大量的实践中认识到，不少患儿由于禀赋不足或久病伤正，以致既具真阴不足之象，又有亡阳虚惫之证，出现脉软、肢冷、溺长或便溏，烦躁不宁，甚至彻夜不寐等现象。他认为温潜法可使水火阴阳复其常态，因此广泛应用于小儿内伤，温热及夏季热等病，用方以附子温阳，磁石、牡蛎潜镇为主，因之得名。

6. 祝味菊曾说："经云：壮火食气，是亢潜之火也，非秘藏之火也。火气潜密，是谓少火。少火生气，所以生万物也，苟能秘藏，固多多益善也。"又说："阴平阳秘，是曰平人，盖阴不可盛，以平为度，阳不患多，其要在秘，诚千古不磨之论也。"祝氏从《内经》中参悟到，火气潜密，即是少火，对于浮越不潜之火，则应用温潜之法。祝氏认为："气虚而兴奋特甚者，宜与温潜之药，温以壮其怯，潜以平其逆，引火归元，导龙入海，此皆古之良法，不可因其外形之兴奋，而滥与清滋之药也。"温潜法用附子配伍磁石、龙牡等重镇潜下的药物，温阳而又潜降，故称温潜法。凡是辨证属阴者，即使是吐血、衄血、便血、尿血、喉蛾、失眠、牙痛、口臭、便秘等症，也概投以附子、干姜之类，居然效如桴鼓。

7. 据资料所载，温潜法可用于头痛、眩晕、发热、汗证、多种过敏症、失眠、牙周炎、结膜炎、干燥性鼻炎、慢性咽炎、喉炎、扁桃体炎、口腔溃疡、复发性口疮、系统性红斑狼疮、硬皮症、银屑病、白塞氏综合征、干燥综合征、过敏性紫癜、糖尿病、高血压、肾病综合征、糖尿病酮症酸中毒、甲亢、便秘、痔疮、前列腺肥大、尿路感染、烦躁、耳鸣、痤疮、荨麻疹、末梢神经炎、三叉神经痛、面神经炎、偏头痛、脑萎缩、老年性痴呆、帕金森氏症、梅尼埃病、抑郁证、心脏神经官能症、结核病、心脏早搏等多系统疾病。患者只要临床有上实下虚的肾阳不足、相火失位时，均可使用，常获佳效。

二、阳戴于上

温潜法的适应证可用"一源三岐"来概括，其根为一源：阳虚。临床病症，所见极广。

1. 戴阳证

郑钦安《医理真传》中讲："君火弱，不统上身之关窍精血，清涕、口沫、目泪、漏睛、鼻齿出血。"戴阳之证，首见于仲景《伤寒论·辨厥阴病脉证并治》第366条："下利，脉沉而迟，其人面赤，身有微热，下利清谷者……所以然者，其面戴阳，下虚故也。"阴寒内逼，阳浮于上，则面赤如醉。《内经》云："阳气者，烦劳则张。"烦劳扰动虚阳，因而面赤，无根之火上蹿，法当温潜，引火归元。

2. 失眠

祝味菊创立温潜治疗失眠。祝味菊温潜法的创立，与其重阳学说有关。在祝氏看来，虚性兴奋，不全是阴虚，也有气虚、阳虚。对于"气本虚甚，而又兴奋特甚者，清之则益虚其虚，温之则益增其躁，所谓虚火之人，医有与玄参、麦冬、竹叶、石斛等药，颇能相安者。"祝氏认为："虚人而躁甚者，气怯于内，阳浮于上，其为兴奋，乃虚性兴奋也，甘凉之剂，可令小安，缓和之效也，因其小效而频服之，则气愈怯则阳愈浮矣，此非亢阳之有余，乃阳衰不能自秘也。大凡神经衰弱者，易于疲劳，又易于兴奋，滋阴清火之法，虽有缓解兴奋之效，然其滋柔阴腻之性，足戕贼元阳，非至善之道也。"气虚是本，治当温补；阳浮是标，治当潜降。以滋阴清火之法治之，虽有缓解兴奋之小效，然非至善之道。首先，祝氏坚持认为，虚者当用温补，此乃常法。其次，虚者还须分清阴虚或气虚。此处既为气虚，滋柔阴腻，足碍元阳。更重要的是，既然是虚症，用寒凉清火，犯虚虚之戒。正如《景岳全书·辨河间》所说："实火为患，去之不难，虚火最忌寒凉，若妄用之，无不致死。矧今人虚火者多，实火者少，岂皆属有余之病，顾可概言为火乎。"所以祝氏认为"气虚而兴奋特甚者，宜与温潜之药，温以壮其怯，潜以平其逆，引火归元，导龙入海，此皆古之良法，不可因其外形之兴奋，而滥与清滋之药也。"温潜法用附子配伍磁石、龙牡等重镇潜下的药物，温阳而又潜降，故称温潜法。这是祝氏的创用。用温潜法治疗失眠的适用范围，首先是虚证失眠，而非实证失眠。在虚证中，首先是气虚、阳虚证，主要是心、脾、肾三脏之气虚及阳虚。从徐小圃、陈苏生等的医案中可以看到，阴虚证失眠也可配合运用温潜法。与滋阴配合，产生扶阳摄阴，阳生阴长的作用；与清热药配合，产生泻南补北，交通心肾的作用。气虚、阳虚伴有水停、瘀滞者，则配合行水、化瘀诸法。从年龄看，适用于老人与小孩。小孩肾气未充，老人肾气已衰，而肾阳为肾气之主。温潜法可较快补充肾气之不足。从失眠的伴随疾病看，以失眠伴随心、脾、肾的疾病为主。此类疾病阳虚的证型不少，适用运用本法。因温潜法治疗失眠方法独特，临床疗效颇佳，应该发展为治疗失眠的重要方法。

3. 口疮

口疮之症，或责之心胃积热，或责之阴虚火旺，而以肾阳失秘，浮火僭越立论者鲜矣。《内经》云："阴阳之要，阳密乃固"。肾阳为人体阳气之本，职司固秘，以潜降为顺，浮越则病矣。此类病人肾阳失秘，浮火蹿越，上则发为口疮，故立方温潜并举，温以壮阳，潜以降火。应是温潜丹原方使用，药量变化是关键。

三、阳浮于外（中）

按景岳原意是外热内寒，格阳于外，但虚阳失位于中所致的惊悸怔忡、咳嗽上气喘促等也应包括在内。

1. 惊悸怔忡

张仲景在《伤寒论》中的心悸、气上冲、烦躁、惊狂、奔豚、不得眠等阳性症状，均用桂枝附子等温药治疗，其原因值得思考。一般注家认为，这些症状病机是心阳受损，但是并未言及为什么阳损会出现阳性症状，就是因为如祝氏所言，"乃阳衰不能自秘"，虚阳上浮，心神浮越。条文中"亡阳，必惊狂"也提示了这一点。既然这样，阳衰不能自秘引起的阳浮，自然要用温潜法来治疗。

2. 咳嗽上气喘促

郑钦安云："谈咳嗽、喘促，自汗，心烦不安，大便欲出，小便不禁，畏寒者何故。要知真阳欲脱之咳嗽，满腹全是纯阴，阴气上腾，蔽塞太空，犹如地气之上腾，而为云为雾，遂使天日无光，阴霾已极，龙乃飞腾。龙者，即坎中之一阳也，龙奔于上，而下部即寒，下部无阳，即不能统纳前后二阴，故有一咳而大便欲出，小便不禁者，是皆飞龙不潜致之也。世医每每见咳治咳，其亦闻斯语乎？法宜回阳降逆，温中降逆，或纳气归根。方用四逆汤、封髓丹、潜阳丹。"

3. 汗证

郑钦安云："谈汗证：上中下三部阳衰，皆能出汗，统以阳名之。其人定多嗜卧，少气懒言为准。法宜扶阳，阳旺始能镇纳群阴，阴气始得下降，阳气始得潜藏，乃不外亡。法宜回阳、收纳、温固为要，如封髓丹、潜阳丹、黄芪建中汤、回阳饮之类。因阴虚者，则为盗汗。由其人血液久亏，不能收藏元气，元气无依而外越，血液亦与俱出，多在夜分。夜分乃元气下藏之时，而无阴以恋之，故汗出也。非汗自出，实气浮之征也。法宜养血，如当归六黄汤、封髓丹倍黄柏加地骨皮之类。"两丹都可以回阳收纳温固，但若要滋阴养血，钦安先生就会用封髓丹倍黄柏的办法来调整药物的阴阳属性。

4. 皮肤病

凡一切内而阳气虚衰，外而寒邪侵袭，导致阳衰无力祛逐寒邪，寒邪深入肌表、经腧者，无论病程久暂，均可采用。是故积年痼疾，如顽固性带状疱疹神经痛、硬皮病、雷诺氏综合征等，瘙痒难忍，多为阳虚寒闭日久所致。除用大剂附子温阳之外，须解表散寒，开少阴之表，给邪以出路。因其病机有阳虚阴寒内盛，逼阳于上或逼阳于外，或阴阳皆虚而相互格拒，浮阳不敛所致。故治必以温潜之法，温之壮之，潜之平之，引火归元，导龙入海。火气潜密，即是少火，阴平阳秘，以平为期。

四、阳陷于下

1. 遗精

丹溪曰主封藏者肾，主疏泄者肝，两脏皆有相火，而其系上属心，心君火也，为物所感而动，动则精自走，虽不交会，亦暗流而疏泄也。可见遗精一症，涉及肾之封藏、肝之疏泄、心之守神等，而其间之主导，可分属心失所主和相火妄动两大病机。潜阳丹、封髓丹除了主方抓住阳虚之命火不潜为治疗根本以外，方中肉桂有壮心所主之能，龟板、龙牡等均有重镇安神、交通心肾之功，故投之后使阳气振作而得潜藏，不致躁扰不安，肾水得温、肝木得达、心火得主，故对此遗精证取得了较好的效果。郑钦安言："谈五更后常梦遗精，或一月三五次，甚则七八次者，何故？病于上半夜者，主阴盛阳衰，阳虚不能统摄精窍，而又兼邪念之心火动之，故作，法宜扶阳为主，如潜阳丹、白通汤、桂枝龙骨牡蛎汤之类是也。"

2. 肾虚腰痛

郑钦安言："病人腰痛，身重，转侧艰难，如有物击，天阴雨则更甚者，何故。肾虚者，可与滋肾丸、封髓丹、潜阳丹。"从此条可看出，封髓、潜阳丹的用处是"补肾虚"。

3. 肾虚带证

郑钦安谈带证："所谓下元无火者何？或素禀不足，而劳心太甚，则损心阳。或伤于食，而消导太过，则损胃脾之阳。或房事过度，而败精下流，则损肾阳。如此之人，定见头眩心惕，饮食减少，四肢无力，脉必两寸旺，而两尺弱甚，浮于上而不潜于下，其下之物，必清淡而冷，不臭不黏。法宜大补元阳，收纳肾气，如潜阳丹加故纸、益智，回阳饮加茯苓、安桂，或桂苓术甘汤加附片、砂仁之类。"

综上，温潜法应该是扶阳学派的主要治法之一，"阳密乃固"应该是在临床上指导运用扶阳学说的基本准则，也代表了扶阳学说的精髓。温潜法适用范围极广，内外妇儿皆适用。在临床运用中，除了上述各证外，其他如各种顽固性心律不齐、房颤、帕金森病、老年性痴呆、贫血以及慢性肾病的血尿、蛋白尿等都有很好的效果。笔者临床实践特点是药简量大效宏，绝少配疏肝之品。其中一是黄柏与砂仁的配伍。量的变化是关键，量的增损应该与症状的寒湿与阳浮的程度密切相关，此方的根本在于调和水火，交通阴阳。而辅以加减法调整阴阳药的比例，就可以左右逢源，无往而不宜了。如封髓丹倍黄柏，扶阴抑阳；封髓丹倍黄柏加全皮养阴；封髓丹倍黄柏加地骨皮养血。如果封髓丹用原方，偏重于扶阳，如果想偏于阴，倍黄柏即可。在治疗偏头痛时，用封髓丹加安桂、吴茱萸效果很好。封髓丹一般用于虚火非常旺盛的病人身上，比如整个人感觉到皮肤蒸蒸，发热得难受，烦躁，精神旺盛等。潜阳丹相对来说力度弱一些，用于一般虚火。二是龟板与龙骨的运用。介类潜阳，虫类息风。《孔圣枕中丹》："龟者介类之长，阴物之至灵者也，龙者鳞虫之长，阳物之至灵者也。借二物之阴阳以补吾身之阴阳，假二物之灵气以助吾心之灵气也。龟板的运用尤为重要，要与症状相应，阴火重者宜用，寒湿甚者慎用。三是舌脉，以分阴阳为主。四是运用免煎颗粒，药量能够随时加减。如附片可以每天递增一包，龟板晚上服用等。或者用粉剂，如四逆散免煎剂加天麻粉、三七粉等，减少成本，方便服用，大大提高了患者依从性。

从建中汤浅论张仲景的扶阳思想

孙　洁　澳门中华运气医学学会

阳气维持着人体正常的生理活动，是人体生长发育、生儿育女繁殖后代等一切生命现象的动力。这一正常的生理之火——生命之火，《内经》称之为"少火"，是阳气的功能表现。"少火"有滋生补益正气的作用，故谓"少火生气"。"少火"不但维持着人体内环境良好的平衡状态，亦有使人体保持内外环境平衡的能力。乾为少阳三焦相火，坤为太阴脾湿，乾坤相合于中宫，成为人体之太极。脾之所以能化食，生成营卫气血，能替胃运输水谷精微于周身，全借少阳相火蒸腐生化之力。由此可知，相火是生命活动的原动力。

阳旦者，少阳之气也。少阳就是春生少阳之气，在一日为平旦之气。《说文解字》："旦，明也。"饶炯《说文解字部首订》："谓日出平明之时。"《玉篇·旦部》："旦，早也，朝也，晓也。"所以调和少阳之气，陶弘景《辅行诀五脏用药法要》载有三阳旦汤，即大、小、正阳旦汤。小阳旦汤即《伤寒论》中的桂枝汤是调和营卫的方剂（营卫出于中焦太极），大阳旦汤即《伤寒论》中的黄芪建中汤（桂枝汤加味），正阳旦汤即小建中汤，以和阳升少阳为主，《辅行诀五脏用药法要》："弘景曰：阳旦者，升阳之方，以黄芪为主。"以下从大小建中汤证和黄芪建中汤证来探析张仲景的扶阳思想。

一、小建中汤证

《伤寒论》102 条说："伤寒二三日，心中悸而烦者，小建中汤主之。"

《金匮要略》说："虚劳里急，悸，衄，腹中痛，梦失精，四肢酸疼，手足烦热，咽干口燥，小建中汤主之。"

"妇人腹中痛，小建中汤主之。"

组成：桂枝、芍药、生姜、炙甘草、大枣、胶饴。

方义：方中桂枝、炙甘草、生姜、胶饴辛甘温化合而生阳，以补益三焦之气——补阳；芍药之酸与胶饴、大枣、炙甘草之甘，酸甘化合而生阴，以补益脾阴——补阴。

释名：取名建中者，有甘温建立中气、调补气血、太极阴阳双补之意。

依据：《灵枢·始终》说："阴阳俱不足，补阳则阴竭，泻阴则阳脱，如是者可将以甘药。"此即本证治法的依据。

二、黄芪建中汤证

《金匮要略》说："虚劳里急，诸不足，黄芪建中汤主之。"

组成：小建中汤加黄芪。

方义：小建中汤加甘温之黄芪，增强少阳三焦之气也。

黄芪建中汤，即陶弘景《辅行诀五脏用药法要》中的大阳旦汤。

黄芪建中汤以黄芪为君药。《本草秘录》说："黄芪乃补气之圣药，如何补血独效？盖气无形，血虽有形，不能独生，必得无形之气以生之。黄芪用之于当归之中，自能助之以生血也。"黄芪"气温，味甘，纯阳（按：纯阳为乾卦）。甘微温，性平，无毒。入手少阳、足太阴经、足少阴命门"（《汤液本草》）。手少阳，三焦也。少阳三焦，标本皆阳，是为纯阳乾卦。故纯阳之黄芪为"补三焦"（《汤液本草》）元气之神品。三焦与脾合（参见《中医外感三部六经说》），寄于命门，故谓"入手少阳、足太阴经、足少阴命门"。

三、大建中汤证

《金匮要略》说："心胸中大寒痛，呕不能饮食，腹中痛，上冲皮起，出见有头足，上下痛而不可触近，大建中汤主之。"

组成：蜀椒、干姜、人参、胶饴四味。

方义：全方辛甘热，补阳散寒，治三焦相火之衰。但有胶饴护阴。

小建中汤是张仲景《伤寒杂病论》治疗中焦之阳的基本方。小建中汤重用甘味药，偏于甘润；小建中汤偏重于治脾阴不足，证候偏热象；黄芪建中汤是在小建中汤的基础上再加黄芪，以黄芪为君药，而增强少阳三焦之气。大建中汤重在治疗三焦相火偏衰之证，旨在振奋阳气。

《内经》说"少阳为至阳"，少阳标本皆阳为"至阳"。"太阴为至阴"，太阴标本皆阴为"至阴"。少阳三焦相火为天，太阴脾水为地。黄庭由少阳三焦相火和太阴脾土组成，构成了人体的免疫系统。

泰卦《象传》说："天地交而万物通也，上下交而其志同也。"泰卦的下卦是乾天、上卦是坤地，表示天气下降、地气上升，天地气交而万物化生。否卦《象传》说："天地不交而万物不通也，上下不交而天下无邦也。"否卦的下卦是坤地，上卦是乾天，表示天气在上、地气在下，天地二气不交，故不能生化万物。

由此可知，万物的化生全依赖天地二气的升降出入运动。所以《素问·六微旨大论》说："气之升降，天地之更用也……升已而降，降者谓天；降已而升，升者谓地。天气下降，气流于地；地气上升，气腾于天，故高下相召，升降相因，而变作矣……出入废则神机化灭，升降息则气立孤危。故非出入，则无以生长壮老已；非升降，则无以生长化收藏。是以升降出入，无器不有。""夫物之生从于化，物之极由乎变，变化之相薄，成败之所由也。"……

李东垣从阳生阴长失调来论述太阴病因：大抵脾胃虚弱，阳气不能生长，是春夏之令不行，五脏之气不生。脾病则下流乘肾，土克水，则骨乏无力，是为骨蚀。令人骨髓空虚，足不能履地，是阴气重叠，此阴盛阳虚之证。大法云，汗之则愈，下之则死。若用辛甘之药滋胃，当升当浮，使生长之气旺。言其汗者，非正发汗也，为助阳也。夫胃病其脉缓，脾病其脉迟，且其人当脐有动气，按之牢若痛，若火乘土位，其脉洪缓，更有身热心中不便之证。此阳气衰弱，不能生发，不当于五脏中用药法治之，当从《脏气法时论》中升降浮沉补泻法用药耳。于是李氏认为："脾胃不足，皆为血病，是阳气不足，阴气（火）有余，故九窍不通。诸阳气根于阴血中，阴血受火邪则阴盛，阴盛则上乘阳分，而阳道不行，无生发升腾之气也。"治疗太阴阴阳失衡的主要目的是要达到"阴平阳秘，精神乃治"的状态，其主要方法是用和法，因为阴阳之平秘，以阳为主导，阴从于阳，所以和法以少阳为主。

近年王唯工先生用他发明的电脑脉诊仪也证明脾、胆和三焦是人体的免疫系统，所以当我们的脾经衰弱的时候，抵抗力就比较差。

《周易》八卦：乾坤合成一太极。因为乾卦是纯阳卦，坤卦是纯阴卦，乾为阳极，坤为阴极。《内经》运气学：少阳和太阴组成一太极。因为"少阳之上，相火主之"，标本皆阳，是为纯阳，当配乾卦；"太阴之上，湿气主之"，标本皆阴，是为纯阴，当配坤卦。因为乾坤合为太极，所以少阳和太阴就组成一个太极。《黄庭内景经·上有章》说："上有魂灵下关元，左为少阳右太阴，后有密户前生门，出日入月呼吸存。"所以说黄庭太极这个免疫系统是使人健康的"全神养真"之处。

我们从建中汤证来探讨张仲景《伤寒论》的临证指导思想，从而可以清楚地明白张仲景《伤寒论》用的是"藏气法时"思想，连陶弘景《辅行诀五脏用药法要》和李东垣《脾胃论》都用"藏气法时"的思想。

"藏气法时"的主宰思想是什么呢？就是"四时阴阳"，即四时阴阳的升降浮沉。所以建中汤证就是根据张仲景《伤寒论》的阴阳大纲，主的是四时阴阳升降浮沉，三焦相火是机体中的一轮红日，万物生化之本源！而不单是脏腑表里的阴阳关系。

中医扶阳外治新技术——扶阳罐

胡木明[1]　李太泉[1]　朱立信[2]

（1.株洲扶阳医疗器械有限公司；2.新加坡立信药房）

扶阳学派始终认为阳气在人的生命活动过程中至关重要，而扶阳的最基本要义即是纠正阳虚。扶阳之法主要体现在养阳、通阳、温阳和升阳几个方面。

中医外治特色疗法是广受群众欢迎的医疗技术，其疗效独特、作用迅速，具有简、便、廉、验之特点，也是历代名中医常常采用的绿色医疗和养生保健手段。

株洲扶阳医疗器械有限公司研制成功的扶阳罐，采用中医外治之精髓，以扶助人体阳气为根本，可以实现针灸经络、推拿导引、刮痧拔罐等功能。根据卢崇汉教授"人身之疾病虽多，重点却在太阳、少阴两经，太阳经为人体抵御外邪的第一道屏障，邪犯太阳是疾病的第一阶段"这一行医体会，公司组织专家团队完善了扶阳罐的各种操作技法，开创了中医内病外治的新领域，拓展了中医扶阳的新途径，充实了中医的扶阳思想。

一、扶阳罐的扶阳原理

扶阳罐依据中医"通则不痛，痛则不通"理论，通过温通经络，达到舒经活络作用。运用温热的罐体温灸经络、穴位的多重功效，既具备了去毒邪于体外的功效，又运用了温灸补护正气的功能，使去除体内毒邪的同时不耗损体内正气。

扶阳罐以其独特的理念，将中医内病外治的多种手段和操作技法融合在一起。扶阳罐是集热疗、磁场、红外线多项功能为一体的集成创新型中医理疗产品，成功实现了热能、磁能、红外线的同步导入，透过人体皮肤组织，产生谐振，能量被生物细胞所吸收，引起组织的温热效应，活化细胞组织，激发脏器功能，能做到排毒祛瘀、祛寒祛湿，有效宣通经络瘀结，温补亏损的阳气。

扶阳罐理疗与其他理疗方法最大的不同是在进行穴位理疗的同时，施术者可以运用各种不同的手法使用扶阳罐，起到理疗与推拿的双重功效。多种综合作用集于体表的一定穴位和部位，能够迅速改变和调节机体状况，祛邪扶正、平衡阴阳、调节脏腑气血，达到其他传统理疗方法所不能及的效果。

应用扶阳罐治疗和缓解疾病症状，保持了中医传统经络辨证施治和内病外治的特色，还创新性地扩大了中医非药物治疗方法的运用领域，符合当代全球崇尚天然、回归自然、绿色环保的这一大潮流。

二、扶阳罐常用操作方法

（一）扶阳罐温刮法

扶阳罐温刮法是以温热的扶阳罐陶瓷边缘着力进行单方向直线或弧线刮拭，从而达到疏通经络、活血化瘀目的之方法。动作要领为：术者手持扶阳罐，以罐底陶瓷边缘成45°角接触皮肤进行直线或弧线刮拭。主要有以下几种操作。

1. 补法刮拭

轻柔、缓慢、长线的刮拭。适合虚证、体型瘦弱者（包括幼儿、老年人）、脊椎棘突突出者，以及肌肉薄弱处。

2. 泻法刮拭法

稍重、稍快、短线（寸刮）的刮拭。适合实证、体型结实者，及肌肉组织厚实处。

3. 平补、平泻刮拭法

一轻一重、一急一缓、一长一短的刮拭。适合于中间状态者。

这种温刮方法与传统的刮痧区别在于三种物理能量的同步导入，干预亚健康状态，能达到无痛刮痧，出痧快，退痧快的目的。刮痧是一种泻法，它是通过刮拭的方式将体内难以排泄的有害物质排出体外。扶阳罐刮痧的优势就是有温刮痧，可以更快地增强局部血液循环，使局部组织温度升高。另外，在扶阳罐的温热刺激下提高局部组织的痛阈，加上磁能的作用，使紧张或痉挛的肌肉得以舒展，从而消除或减少疼痛。

一般的刮痧，退痧时间最少需7天左右，甚至15天至1个月，间隔时间也需7～15天，而用扶阳罐温刮，能缩短间隔时间至3天左右，对病症能起到快速治疗的作用。

扶阳罐温刮温灸调理亚健康技术已入选世界卫生组织《中医治未病》课题项目，得到了业界的广泛认同。

（二）扶阳罐温灸法

扶阳罐温灸是用温热的扶阳罐罐底硅胶平面着力，吸定在体表进行环旋揉动或快速震颤以温通气血，扶正祛邪，达到调理亚健康和预防保健的方法。动作要领：术者手持扶阳罐，以罐底硅胶平面接触皮肤进行稍长时间的温灸。扶阳罐恒温控制在 45 ～ 50℃左右，温灸前先在体表走罐，待皮肤适应罐的温度后再停下来对穴位温灸。主要有以下几种操作方法。

1. 定灸

手持扶阳罐在相应穴位停留、温熨，并可作轻柔和缓、螺旋形的揉动。

2. 振灸

在相应穴位停留、温熨，手持扶阳罐作静止性收缩发力，作上下快速震动，动作连续不停顿。传导性要强，渗透到皮下组织深层，使施术部位产生震动感。

3. 颤灸

术者持扶阳罐置于体表穴位，手持扶阳罐作快速细微的震颤。震颤的频率要高，力度均匀，受术者有震颤至皮下及松弛的感觉。

相比而言，灸法是一种补法。温灸不同的穴位和部位可产生不同的补益作用。

目前国内灸疗发展受到一定阻碍，有些医疗单位的针灸科在临床上很少运用或根本不用灸疗法。究其原因，灸疗时烟雾缭绕，烟熏眼睛难以忍受，吸进体内呼吸难受，操作时稍不注意还会灼伤皮肤，从而使得灸疗法难以普及。

我们在研发扶阳罐时就已充分考虑到灸法的这一弊端。不仅使用了热能，还运用了红外线、磁能同步导入皮下组织的不同层面，使温灸的渗透力更强，适宜的温度比艾条燃烧时高达 200 多度的高温更具亲和力。使用扶阳罐温灸，温度恒定，不会有烫伤病人的危险，免除了烟熏火燎的窘况。

特别是公司运用现代科技技术，从菊科植物——艾叶中提取有效成分所制成的"扶阳素油"，浓缩了艾叶的精华，比传统的艾叶和艾绒能更好地发挥其效能。通过温灸和扶阳素油的双重作用，刺激腧穴，激发经络的功能，调节机体各组织器官功能的失调。

（三）扶阳罐代手推拿法

扶阳罐代手推拿法是指使用扶阳罐采用不同手法，以温热的罐底面着力、进行单方向或往返的直线或弧线推动，从而达到行气活血、消瘀散结、扶助阳气，起到"以罐代手"推拿的目的。主要有以下多种操作方法。

1. 扶阳罐温滚法

是以扶阳罐罐底陶瓷部分着力，在体表进行连续不断往返滚动的方法。操作要领为：术者将扶阳罐横置，罐底陶瓷部分接触体表，一手握住罐的上部，另一手用掌压住陶瓷边并推动，使罐在体表局部滚动，力度均匀，节奏一致，连续往返滚动，使受术者有压和滚动的感觉。

扶阳罐温滚法多用于肩背部、腰臀部、四肢等肌肉发达部位，可以温通经络、调和气血、缓解痉挛。

2. 扶阳罐温推法

扶阳罐温推法是以温热的扶阳罐罐底面着力，进行不同方向直线或弧线推动的方法。温推的动作要领：术者手持扶阳罐，以温热的罐底面接触体表，按循行方向罐前三分之一稍抬起，沿经络或体表循行，操作时力度重而不滞、轻而不浮，路线不偏斜、不跳跃，缓慢地进行推罐。

（1）直线温推法：适用于面积较大的施治部位如四肢和颈、肩、背部、腹部。持扶阳罐沿经络循行方向直线推罐，并保持一定压力。直线温推包括两种形式，一种为长线温推，一种为短线温推。长线温推法指连续推罐较长的距离，推罐连续，中途不间断、不停顿。短线温推法指距离较短的推罐，在体表分段或绕开关节时的往返推罐。

（2）弧线温推法：适用于面积较大、组织柔软的施治部位，如腹部、腋窝、腰背部。也可以按顺时针方向或逆时针方向做环形推罐。

3. 扶阳罐温揉法

扶阳罐温揉法是以温热的罐底着力吸附于一定的治疗部位，作柔和的环旋运动，并带动该部位的皮下组织。动作要领：术者手持扶阳罐，以温热的罐底面接触体表，然后稍用力向下按压，在治疗调理部位作环旋状揉动。操作时动作要灵活，力量要轻柔。施术时既不可在体表造成摩擦，也不可故意在体表掀压。

扶阳罐温揉法用于全身各部位，如腹部、腰背部等肌肉丰厚部位，可舒筋通络，止痛，活血散瘀，健脾和胃，宽胸理气。

4. 扶阳罐温摩法

扶阳罐温摩法是以温热的罐底附着在体表的一定部位上，作环形而有节律的抚摩。温摩的动作与温揉有相似之处，但温摩用力更轻，仅在体表抚摩；而温揉用力略沉，操作时要带动皮下组织。温摩法动作要领：术者手持扶阳罐，以温热的罐底面接触体表，然后按顺时针或逆时针方向做环转抚摩。

扶阳罐温摩适用于胸腹部、腰背部及肌肉丰厚部位，可温通阳气，宽胸理气，健脾和胃，活血散瘀。

5.扶阳罐温擦法

扶阳罐温擦法是以温热的罐底附着在体表的一定部位上，稍用力下压并作上下向或左右向直线往返摩擦。动作要领：术者手持扶阳罐，以温热的罐底面接触体表，稍用力向下按压，然后在经络循行部位上作往返来回直线推动，以皮肤有摩擦温热感即止，防止对皮肤造成损伤。温擦与温推有相似之处，温推一般速度较慢，温擦需适当地加快往返摩擦速度。

扶阳罐温擦法用于腰背部、上肢部、下肢部等，可健脾和胃，温阳益气，温肾壮阳，祛风活血，消瘀止痛等。

6.扶阳罐温拨法

扶阳罐温拨法是以温热的罐陶瓷边缘着力，置于肌肉、肌腱等组织一侧，朝向与肌纤维垂直的方向拨动，其状如弹拨琴弦。动作要领为：术者手持扶阳罐略微倾斜，以温热的罐陶瓷边缘压住受术部位或阳性反应点，适当用力下压，由浅入深，朝向与肌纤维垂直的方向拨动。拨动时要具有渗透力，且罐底边与表皮没有摩擦。拨动频率可快可慢，速度要均匀，用力要由轻到重，再由重到轻，刚中有柔。

扶阳罐温拨法用于肩背部、颈项、跟腱等处。具有松解粘连、缓解痉挛、祛瘀止痛、舒筋活血等功效。

7.扶阳罐温振法

扶阳罐温振法是指以热的罐底接触体表，稍用力下压，产生震颤动作。动作要领：术者手持扶阳罐，以温热的罐底面附着在体表的一定部位上，然后稍用力向下按压，术者以前臂和手部的肌肉强力地静止性用力，产生震颤。操作时力量要集中于握罐的手上，振动的频率较高，着力稍重。

扶阳罐温振法适用于腹部、腰背部、肩部等部位和穴位，可祛瘀消积，和中理气，消食导滞，调节肠胃功能。

8.扶阳罐温拍法

扶阳罐温拍法是指用温热的罐底有节奏拍击治疗部位。动作要领：术者手持扶阳罐，以温热的罐底在治疗部位上进行有节奏的拍打。

扶阳罐温拍法适用于四肢部、腰背部、肩部等疼痛局部部位和穴位，以舒筋活络、活血化瘀，也可用于扶阳罐结束手法。

9. 扶阳罐点按法

扶阳罐点按法是以扶阳罐罐底陶瓷部分着力在体表腧穴或一定部位上，逐渐往下用力，按而留之的方法。动作要领：术者一手握住扶阳罐上部，罐体与体表形成一定角度，另一手大拇指抵住罐底陶瓷部分，相对应的另一瓷边以点接触体表穴位、阳性反应点或椎间，垂直用力，力度由轻到重。在点按时，不可以有移动，力度要渗透，由浅入深。

除了头面部少量穴位以外，扶阳罐点按法在全身大多数经络穴位都可以应用，具有温通经络、调和气血、镇静止痛的作用。

10. 扶阳罐推揉法

扶阳罐推揉法是扶阳罐温推与温揉结合而成的复合手法。动作要领：术者手握温热的扶阳罐，以温热的罐底置于受术部位，在进行温推过程中加进温揉的手法，也可以在温揉时适当走罐温推，边揉边推、边推边揉，推揉结合，同时进行。

扶阳罐推揉法适用于温推、温揉的各个部位，也是一种常用的操作方法。

综上，扶阳罐"以罐代手"的各项操作技术，在治疗和改善头晕头痛、腰酸背痛、失眠多梦、肠胃不适、肩周炎、风湿性关节炎、前列腺炎、妇科杂症等病症和亚健康状态调理等领域取得了明显效果。

扶阳罐的"以罐代手"方法，可以减轻施术者的工作强度，更加有效地保护施术者的双手，减少操作者与患者皮肤接触的几率，有效阻断患者的"病气转移"，也不会因为推拿师的自身体质情况而影响对患者的调理效果，并且便于规范地操作。

另外，针对不同病情及亚健康状态研制的各种扶阳素油集中药之精华，借助扶阳罐的温热力，透过穴位表皮，经经络的传导而迅速发挥温通气血、扶正祛邪的作用，提高和加强了调理效果。

三、扶阳罐应用效果

扶阳罐已经在很多医疗机构和美容、健身机构得到应用，如北京中国中医科学院望京医院、广西壮族自治区中医院、湖南中医药大学附属医院、云南省中医院、湖北省中医院、襄阳市中医院、青岛中医院以及马来西亚台北中医院、澳大利亚宏仁堂、新加坡立信医院等医院都先后引进并开设了扶阳罐理疗项目。